U0035776

思想觀念的帶動者

文化現象的觀察者

本土經驗的整理者

生命故事的關懷者

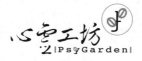

MentalHealth

黑暗來襲，風暴狂飆，讓生命承載著脆弱與艱辛

猶如汪洋中一塊浮木，飄向無盡混沌迷霧

勇敢接受生命中的不完美，視為珍寶禮物

懷著信心、希望與愛，重燃生命，點亮靈魂！

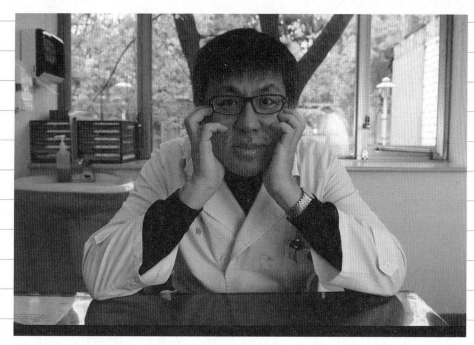

著———蔡文哲

星星小孩，
擁抱陽光

幫助自閉兒快樂成長

牽起星星小孩的小手，以愛與耐心陪伴他們，
一步步學習生活、獨立自處，快樂成長非難事。

臺大醫師到我家

精神健康系列

【總序】

視病如親的具體實踐

高淑芬

我於2009年8月，承接胡海國教授留下的重責大任，擔任臺大醫學院精神科、醫院精神醫學部主任，當時我期許自己每年和本部同仁共同完成一件事，而過去四年已完成兩次國際醫院評鑑（JCI），國內新制醫院評鑑，整理歷屆主任、教授、主治醫師、住院醫師、代訓醫師於會議室的科友牆，近兩年來另一件重要計畫是策劃由本部所有的主治醫師親自以個人的臨床經驗、專業知識，針對特定精神科疾病或主題，撰寫供大眾閱讀的精神健康保健叢書，歷經策劃兩年，逐步付梓，從2013年8月底開始陸續出書，預計2014年底，在三年內完成全系列十七本書。

雖然國內並無最近的精神疾病盛行率資料，但是由世界各國精神疾病的盛行率（約10～50%）看來，目前各

種精神疾病的盛行率相當高，也反映出維持精神健康的醫療需求量和目前所能提供的資源是有落差。隨著全球經濟不景氣，臺灣遭受內外主客觀環境的壓力，不僅個人身心狀況變差、與人互動不良，對事情的解讀較為負面，即使沒有嚴重到發展為精神疾病，但其思考、情緒、行為的問題，可能已達到需要尋求心理諮商的程度。因此，在忙碌競爭的現代生活，以及有限的資源之下，這一系列由臨床經驗豐富的精神科醫師主筆的專書，就像在診間、心理諮商或治療時，可以提供國人正確的知識及自助助人的技巧，以減少在徬徨無助的時候，漫無目的地瀏覽網頁、尋求偏方，徒增困擾，並可因個人問題不同，而選擇不同主題的書籍。

　　即使是規律接受治療的病人或家屬，受到看診的時間、場合限制，或是無法記得診療內容，當感到無助灰心時，這一【臺大醫師到我家・精神健康系列】叢書，就像聽到自己的醫師親自告訴你為什麼你會有困擾、你該怎麼辦？透過淺顯易懂的文字，轉化成字字句句關心叮嚀的話語，陪伴你度過害怕不安的時候，這一系列易讀好看的叢書，不僅可以解除你的困惑，更如同醫師隨時隨地溫馨的叮嚀與陪伴。

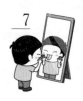

　　此系列叢書最大的特色是國內第一次全部由臺大主治醫師主筆，不同於坊間常見的翻譯書籍，不僅涵蓋主要的精神疾病，包括自閉症、注意力不足過動症、早期的精神分裂症、焦慮症、失智症、社交焦慮症，也討論現代社會關心的主題，例如網路成癮、失眠、自殺、飲食、兒童的情緒問題，最後更包括一些新穎的主題，例如親子關係、不想上學、司法鑑定、壓力處理、精神醫學與遺傳基因。本系列叢書也突顯臺大醫療團隊的共同價值觀——以病人為中心的醫療，和團隊合作精神——只要我們覺得該做的，必會團結合作共同達成；每位醫師對各種精神疾病均有豐富的臨床經驗，在決定撰寫主題時，大家也迅速地達成共識、一拍即合，立即分頭進行，無不希望盡快完成。由於是系列叢書，所以封面、形式和書寫風格也需同步調整修飾，大家的默契極優，竟然可以在忙於繁重的臨床、教學、研究及國際醫院評鑑之時，順利地完成一本本的書，實在令人難以想像，我們都做到了。

　　完成這一系列叢書，不僅要為十七位作者喝采，我更要代表臺大醫院精神部，感謝心靈工坊的總編輯王桂花女士及其強大的編輯團隊、王浩威及陳錫中醫師辛苦地執行編輯和策劃，沒有他們的耐心、專業、優質的溝通技巧及

時間管理，這一系列叢書應該是很難如期付梓。

　　人生在世，不如意十之八九，遇到壓力、挫折是常態，身心健康的「心」常遭到忽略，而得不到足夠的了解和適當的照顧。唯有精神健康、心智成熟才能享受快樂的人生，臺大精神科關心病人，更希望以嚴謹專業的態度診療病人。此系列書籍正是為了提供大眾更普及的精神健康照護而產生的！協助社會大眾的自我了解、回答困惑、增加挫折忍受度及問題解決能力，不論是關心自己、孩子、學生、朋友、父母或配偶的身心健康，或是對於專業人士，這絕對是你不可或缺、自助助人、淺顯易懂、最生活化的身心保健叢書。

【主編序】

本土專業書籍的新里程

王浩威、陳錫中

　　現代人面對著許多心身壓力的困擾，從兒童、青少年、上班族到退休人士，不同生命階段的各種心身疾患和心理問題不斷升高。雖然，在尋求協助的過程，精神醫學的專業已日漸受到重視，而網路和傳統媒體也十分發達，但相關知識還是十分片斷甚至不盡符實，絕大多數人在就醫之前經常多走了許多冤枉路。市面上偶爾有少數的心理健康書籍，但又以翻譯居多，即使提供非常完整的資訊，卻也往往忽略國情和本土文化的特性和需求，讀友一書在手，可能難以派上實際用途。

　　過去，在八〇年代，衛生署和其他相關的政府單位，基於衛生教育的立場，也曾陸續編了不少小冊式的宣傳品。然而，一來小冊式的內容，不足以滿足現代人的需

要：二來，這些政府印刷品本身只能透過分送，一旦分送完畢也就不容易獲得，效果也就十分短暫了。

於是整合本土醫師的豐富經驗，將其轉化成實用易懂的叢書內容，成為一群人的理想。這樣陳義甚高的理想，幸虧有了高淑芬教授的高瞻遠矚，在她的帶領與指揮下，讓這一件「對」的事，有了「對」的成果：【臺大醫師到我家．精神健康系列】。

臺大醫院精神醫學部臥虎藏龍，每位醫師各有特色，但在基本的態度上，如何秉持人本的精神來實踐臨床的工作是十分一致的。醫師們平時為患者所做的民眾衛教或是回應診間、床邊患者或家屬提問問題時的口吻與內容，恰好就是本書系所需要的內涵：儘可能的輕鬆、幽默、易懂、溫暖，以患者與家屬的角度切入問題。

很多人都是生了病，才會積極尋求相關資訊；而在尋尋覓覓的過程中，又往往聽信權威，把生病時期的主權交託給大醫院、名醫師。如果你也是這樣的求醫模式，這套書是專為你設計：十七種主題，案例豐富，求診過程栩實，醫學知識完整不艱澀，仿如醫師走出診間，為你詳細解說症狀、分享療癒之道。

編著科普類的大眾叢書，對於身處醫學中心的醫師們

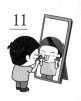

而言，所付出的心力與時間其實是不亞於鑽研於實驗室或科學論文，而且出書過程比預期的更耗工又費時，但為了推廣現代人不可不知的心身保健的衛教資訊，這努力是值得的。我們相信這套書將促進社會整體對心身健康的完整了解，也將為關心精神健康或正為精神疾患所苦的人們帶來莫大助益。

這樣的工作之所以困難，不只是對這些臺大醫師是新的挑戰，對華文的出版世界也是全新的經驗。專業人員和書寫工作者，這兩者角色如何適當地結合，在英文世界是行之有年的傳統，但在華文世界一直是闕如的，也因此在專業書籍上，包括各種的科普讀物，華人世界的市面上可以看到的，可以說九成以上都是仰賴翻譯的。對這樣書寫的專門知識的累積，讓中文專業書籍的出版愈來愈成熟也愈容易，也許也是這一套書間接的貢獻吧！

這一切的工程，從初期預估的九個月，到最後是三年才完成，可以看出其中的困難。然而，這個不容易的挑戰之所以能夠完成，是承蒙許多人的幫忙：臺大醫院健康教育中心在系列演講上的支持，以及廖碧媚護理師熱心地協助系列演講的籌劃與進行；也感謝心靈工坊莊慧秋等人所召集的專業團隊，每個人不計較不成比例的報酬，願意投

入這挑戰；特別要感謝不願具名的黃先生和林小姐，沒有他們對心理衛生大眾教育的認同及大力支持，也就沒有這套書的完成。

　　這是一個不容易的開端，卻是讓人興奮的起跑點，相信未來會有更多更成熟的成果，讓醫病兩端都更加獲益。

【自序】

自閉症，無須另眼相待

蔡文哲

　　差不多二十年前，我開始進入兒童精神科的領域。當時除了成立多年的臺大醫院兒童心理衛生中心以外，散佈在其他醫院的兒童精神科醫師屈指可數，而且幾乎都是兼看成人與兒童精神科，一星期頂多看個一、兩節兒童特別門診；所謂的發展遲緩早期評估療育政策也還沒開始，醫院裡頭會注意到這群特殊兒童的，大概只有小兒科裡幾位負責新生兒和遺傳疾病的醫師；在特殊教育的部分，即使教育部推動特殊兒童普查時，還需要兒童精神科醫師製作篩選指導錄影帶來告訴老師們哪些孩子可能是自閉症，需要進一步轉介診斷，完全談不上什麼鑑定安置輔導。連專業人員都面臨這麼孤單的資源，當時這些孩子和家長們遭遇的困境絕路可想而知。

　　即使在臺大醫院兒童心理衛生中心，專任的主治醫師雖然能夠全時間負責兒童精神科業務，其實也不過兩位，加上一群正在受訓的年輕醫師，一起面對的卻是幾乎全臺灣的兒童精神醫療需求，以習慣當今醫療及社會資源的我們來回顧，根本就是絕對不可能的任務，但是，看看當年那些年輕醫師現在各自在專業上扮演的重要角色，正是昔日耕耘撒種、如今開花的結果。

　　自閉症相關的事務也是處在類似的情境：即使自閉症基金會及幾個家長協進會已經成立，但是對社會大眾而言，《雨人》不過是一部好玩的奇人異事電影，根本不覺得與自己有關；醫療上，新的診斷準則（ICD-10及DSM-IV）還沒出爐，甚至很多人概念上還停留在「源自於兒童期的精神病」，課本上告訴我們自閉症的盛行率則是每一萬個人裡有二到五名，和現在比較起來根本是天壤之別。

　　而我們這些受訓醫師，門診接到可能是自閉症的個案時，很少敢直接開口跟家長宣佈診斷名稱，不見得是因為對診斷沒有把握，而是心裡總覺得「這麼嚴重的病」，最好還是讓宋維村醫師去講比較好，想盡辦法避開家屬的垂詢與情緒反應。當時自閉症的診斷似乎就意味著「很嚴重」、「不會好」、「一輩子要人照顧」……。即使是宋

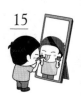

維村醫師也很慎重，這些個案會轉介到他的特別門診，每週四的自閉症特別門診，一早上只看兩名個案，事先已完成所有檢查，包括填寫發展、氣質及活動量表、心理測驗、腦電波檢查，當天則由宋維村醫師帶著受訓醫師鉅細靡遺的向家長探索病史病情，在日間病房大廳偌大的空間，觀察孩子或是自由行動，或是與爸爸媽媽來往互動，或是看看他對宋醫師的呼喚、逗弄、觸碰、指示有什麼反應，最後才向家屬正式解釋評估結果、確認診斷，並討論安排療育策略計畫，例如臺大醫院兒童日間病房的訓練課程。受訓醫師則負責整理謄寫所有的病歷記錄、測驗報告以及當天宋醫師的訪談及觀察記錄，完成一份自閉症特別門診的記錄，交由宋醫師修改歸檔。

這個特別門診後來就愈來愈困難了，因為自閉症個案愈來愈多，等待名單愈來愈長，最後甚至預約時間超過一年以上，對於心急如焚的家屬及企盼及早療育的個案，實在是煎熬。於是在宋醫師借調高雄凱旋醫院院長，由我代理特別門診時，趁機會在幾個月內把長長預約名單的所有個案評估完畢，自閉症不再受到另眼相待，回歸一般門診診斷處置。

現在的父母不再需要苦等，醫師也不再如此受訓，然

而問題依舊不斷不少，這段歷史是我學習的開始，也反映
了自閉症相關的演變，就當做這本小書的開場白吧！

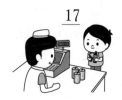

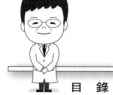

目　錄

請學著愛我

湯米的故事

2002年5月6日，《時代雜誌》
（TIME）的封面故事以「自閉症
的內在世界」（Inside the World of
Autism）的斗大標題，報導美國
一名五年級小學生湯米‧巴雷特
（Tommy Barrett）的故事。

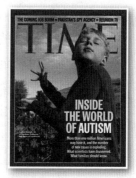

《時代雜誌》

湯米喜歡數學和科學，電腦動
畫設計嚇嚇叫，是榮譽榜上的優秀
學生。他和所有男孩一樣，鍾情於
變形機器人。不同的是，他的身邊不可以沒有變形玩具，
如果玩具不在身邊，他會假想自己是大卡車變成的機器
人，沉浸在自導自演的機器人世界，完全不理會別人眼

光，不管是在公共場所、校園裡或教室中。

　　表面看起來，湯米充滿了創造力，想像力豐富，但又不太對勁。三歲以前，湯米很愛說話，口才流利，卻總是自顧自地滔滔不絕，不理會對方的反應，眼睛也不願意注視人。四歲時，湯米已學會了閱讀，卻很容易焦躁、注意力短暫，無法保持安靜參加團體閱讀活動。

　　看著湯米種種的奇怪行為，父母心中愈來愈不安，決定帶孩子求診。醫師證實了父母的懷疑，湯米罹患輕微的自閉症（Autism），也就是亞斯伯格症（Asperger Syndrome）。湯米的父母無法承受如此打擊，因為湯米的一對雙胞胎哥哥就是重度自閉兒，出生時看起來很一般，很早就開始牙牙學語，後來卻躲進自己的世界裡，漸漸失去說話能力，經常用奇怪而難聽的高亢吼叫來表達情緒。

　　湯米全家背負著自閉症的沉重陰影，不明白為何三個孩子都罹患自閉症，是教導方式不當？病毒感染？環境污染中毒？還是家族基因遺傳的問題？自閉症可以治療嗎？會慢慢復原嗎？這樣的孩子怎麼撫養？長大後怎麼辦？……一連串的不確定性和疑問，深深困擾著湯米的父母親，相信這也是所有自閉症家庭共同的痛苦和疑惑。

　　「全美國有超過一百萬的自閉症患者，而且人數正在

快速攀升。」雜誌的封面文案讓人驚心，也宣示了美國社會必須開始正視自閉症問題。

從此以後，《時代雜誌》和其他媒體上的自閉症相關報導不斷增加，每年都刊登好幾篇最新研究，探討自閉症的盛行率、成因和治療，研究主題從空氣污染、基因、大腦、藥物影響，到母親的飲食習慣、性別等，琳瑯滿目。自閉症顯然是二十一世紀最受注目的精神疾病之一。

天寶的故事

一般人想到自閉症，腦海中總是浮現悲觀絕望的色彩。然而，媒體上也曾出現過鼓舞人心的報導，例如動物科學家天寶・葛蘭汀（Temple Grandin）博士。

天寶可以說是美國（甚至全世界）最知名的自閉症患者之一。她三歲時確診為自閉症，四歲才學會說話。青春時期的經驗是天寶感到最恐怖的日子，她遭到同學的排擠和欺負，被嘲笑為怪咖女孩，常常感到莫名的焦慮，容易無預警的暴怒，偶有攻擊人的行為。她最怕在自助餐廳吃飯，層層排排的椅子推進和拉出的聲音，人們穿梭走動、

大聲說話的音浪，會讓她的敏銳聽覺超出負荷，神經系統因過度刺激而痛苦不堪。

高中時期，天寶幸運遇見一位自然科學老師。這位老師看見天寶的特殊才能，耐心引導她對科學產生強烈興趣，培養出日後在動物科學方面的職業專長。她不但取得動物科學博士學位，她所設計牲畜管理自動化設備，為全球十幾個國家廣泛使用。

天寶是非常努力成長的自閉症患者，她對自己的情況有強烈的自覺意志，勇於克服人際關係發展上的障礙，努力學習愛與被愛的真諦，提醒自己待人要溫柔，靠著自修心理學相關書籍，她訓練自己去揣摩他人的情緒及言外之意。對自閉症患者來說，這是極為困難的過程。

天寶在成長過程中，很幸運遇到願意幫助她的貴人，更重要的是，她得到母親和親友們的支持和肯定，沒有把她視為「不完整的孩子」，努力去瞭解她的先天缺陷，也看見她的天賦，提供她可以發揮特長的空間與資源，讓她從自閉症

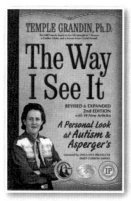

天寶‧葛蘭汀博士的著作《The Way I See It》原文版書封，中文版譯為《我看世界的方法跟你不一樣》

天寶‧葛蘭汀的故事

天寶出生於1947年，是全美知名的畜牧學專家、暢銷書作家、演說家，也是全世界曝光率最高的自閉症患者。她現任科羅拉多州立大學動物科學系副教授，經常在美國各地的自閉症會議上發表演說。她的分享彌足珍貴，為世人打開一扇窗，讓更多人瞭解自閉兒的內心世界。

2010年她在TED網站上的知名演說「世界需要不同的思考」，在網路上廣為流傳，深深感動人心。

天寶根據自己的成長歷程，寫了兩本好書《星星的孩子》、《我看世界的方式跟你不一樣》（心靈工坊出版）。2013年最新作品是《The Autism Brain》。

HBO將她的成長故事拍成電影《星星的孩子》（英文片名為Temple Grandin），並榮獲艾美獎七項大獎，飾演天寶的克萊兒‧丹尼絲（Claire Danes）也因此榮獲金球獎最佳女主角獎。

由於天寶曾說自閉症患者宛如孤懸在遙遠天際的星星，活在一般人無法理解的世界裡，因此後來「星星的孩子」、「星星兒」就成為自閉兒的代名詞。

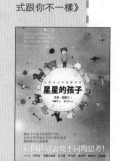

《我看世界的方式跟你不一樣》

《星星的孩子》

的小宇宙走向世界的舞台。

天寶很願意分享自己的故事。每次她去參加自閉症家庭的聚會，總是引起熱烈掌聲，讓每位父母熱淚盈眶。她的現身說法，幫助了成千上萬的自閉症家庭，鼓舞他們勇敢走出陰霾，學習接納孩子的特異，跟孩子一起為未來而努力。

天寶的努力，拉近了一般人與自閉症患者之間的距離，讓我們瞭解自閉症患者的特殊行為和內心世界。她強調，不要因為自閉症的標籤，而低估孩子的潛力；自閉兒不論功能高低，只要接受正確的治療，都有可能培養出獨立生活的能力，活出有意義的人生。她也鼓勵自閉症患者別放棄自己，一定要不斷嘗試，不要讓「殘缺的心態」阻礙成長。

近年來，自閉症人口快速激增，大家赫然發現，過去被視為罕見疾病的自閉症，竟然處處可見：從不會言語溝通、不斷自我傷害的重度患者，到天生異稟、不學自通、目中無人的數學奇葩、藝術大師等，都有自閉症的身影。

二十多年前，在台灣要診斷自閉症還是非常困難的事情，隨著醫學的進步，自閉症是「不治之症」的觀念已逐漸瓦解中。報章雜誌也經常報導自閉症患者的光明故事，

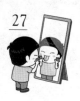

社會大眾對於自閉症的刻板印象正逐漸改善，努力瞭解他們的行為特徵，願意學習與他們共處。

家有自閉兒，不代表全家就要陷入愁雲慘霧，與歡樂絕緣。父母會害怕、徬徨無助，這是正常的心路歷程，但就像天寶所說「這個世界需要不同的思考」，我們不妨轉換心境，好好認識自閉症的世界，勇敢給孩子及自己一個全新的夢想，以正向的態度，探索孩子的潛力，配合孩子的獨特狀況，提供適當的鼓勵和幫助，與孩子一起走向充滿祝福的未來。

【第一章】

自閉症的發現

目前無法從基因的單一位置，
直接證明確定的自閉症病因，
這真是一個讓科學家沮喪的結果。

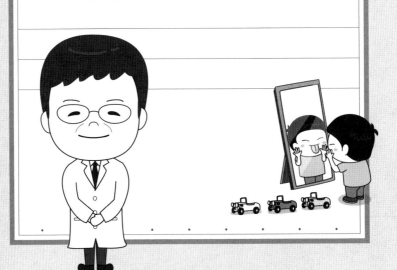

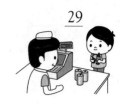

開端之謎：一位父親的來信

自閉症目前如此盛行，很難想像在二十世紀中葉以前，我們根本不知道有這樣獨特的孩子存在。

1938年，美國約翰霍普金斯醫院兒童精神科醫生雷歐・肯納（Leo Kanner）博士收到一位父親的來信。這位憂心忡忡的父親用了三十七張信紙，詳細描述他的五歲兒子唐諾（Donald G. Triplett）的各種怪異症狀，引起肯納博士的研究興趣，邀請他來醫院，自閉症的神祕面紗才逐漸掀了起來。

唐諾一歲時已經會精準哼唱許多歌曲，二歲展現超凡的記憶力，能夠記住很多人的臉孔和姓名。他很喜歡看照片，對百科全書上的照片如數家珍，可以背誦出美國歷屆總統的名字，很快就學會倒著唸所有字母，數字可以一口氣從一數到一百。

唐諾超喜歡旋轉積木、盤子以及所有圓形物體，卻不喜歡汽車、三輪車、盪鞦韆。四歲左右開始搖頭晃腦，重複哼唱三個音階的曲調；喜歡露著微笑到處閒逛；沒有意識地不停轉動手指頭，或舉手伸向空中交叉手指；可以整天只玩一樣玩具；不喜歡與父母或其他孩子待在一起，若

有人來打擾他，會大發脾氣，摔壞東西。

　　每天他總是強迫母親配合他進行固定的語言儀式，例如午睡醒來，他要母親重複他說的話：「唐諾，你想要下來嗎？」接著要求母親立刻說「沒問題！」如果母親不願意應和，他會大哭大鬧，緊繃脖子和臉部的肌肉，除非母親配合完成這套儀式，否則不肯下床。

　　唐諾喜歡突然爆出單字或片語，經常說一些沒有意義的話；像鸚鵡一般，仿說他聽到的話語；無法正確使用人稱代名詞，當他想要脫掉鞋子，他會跟媽媽說：「脫掉你的鞋子。」當他想上廁所，會說：「你要上廁所。」把「我」和「你」混淆，這種代名詞反轉的情況，常讓大人摸不著頭緒。

　　繼唐諾之後，連續五年內，肯納博士又發現了十一個類似症狀的小孩，這十一位自閉兒（八男三女）都在未滿兩歲前發病，肯納醫師認為這些症狀不是突發的，應該在出生時就已存在，只是當時年紀太小，大人沒有注意到。

　　1943年，肯納博士正式以〈情感接觸的自閉障礙〉（Autistic Disturbances of Affective Contact）為題發表論文，將這些症候群稱為「早發幼兒自閉症」（early infantile autism），簡稱「幼兒自閉症」。這份報告發表

之後，不少父母開始意識到自己孩子的症狀，十年內肯納醫師接觸到將近一百二十位類似症狀的幼兒。在這麼短的時間內發現這麼多案例，著實令人驚訝。

醫 | 學 | 小 | 常 | 識

自閉症

「自閉症」（Autism）一詞最早是1911年由瑞士精神科醫師尤金・布魯勒（Eugen Bleuler）提出，用來標示那些曾經表現很正常，卻突然之間再也無法與他人溝通、陷入極端孤立狀態的精神分裂症患者。

肯納醫師認為這個名詞也適用於描述他的十一名臨床案例的先天孤立特質，為了與後天性的精神病患有所區別，故肯納醫師將這些兒童個案的症狀，命名為「早發幼兒自閉症」。

後來的醫學研究再也沒有把自閉症與精神分裂症劃上等號。自閉症也因為具有獨特的病理、病徵，而成為一個獨立的疾病診斷。

　　自閉症兒童的個別情況差異性很大，有的語言能力有
限，無法表達自己，有些孩子語言能力一般，甚至很愛講
話，背誦記憶力超佳，精於機械、視覺、空間；有的孩子
不太會說話，但擁有某項特殊專長，例如碰到電腦就變成
電腦專家，或擁有優異的繪畫天分。

　　國外的研究提到許多傑出的案例。例如，有一位自
閉症小女孩，三歲的時候還不會說話，卻很喜歡畫馬。一
般三歲小孩畫不出完整的具體圖案，但她的筆觸卻柔軟生
動，展現了驚人的視覺觀察力。很奇妙的是，等到她開始
說話之後，就不再畫馬了。

　　自閉兒的視覺記憶，通常很專注於細節，與一般畫家
看東西的角度不同。英國有名的自閉兒藝術家史蒂芬・威
雪（Stephen Wiltshire），他所畫的倫敦泰晤士河、城市
街景，簡直就像有一座照相機在他的腦袋裡，筆法工整細
膩，細節栩栩如生，宛若建築師的筆法。

　　不過，自閉兒的繪畫有個特色，畫物品一級棒，卻不
太會畫人的臉。有一個孩子畫他在廚房做早餐，廚具餐具
都畫得非常細膩，生動而有想像力，但是畫自己的臉卻簡
單兩三筆帶過，輕描淡寫，表情一片空白，這透露出自閉
症患者辨識臉部表情的障礙。

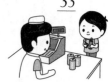

小小自閉兒的繪畫天分

　　這兩幅畫是臺大醫院兒童日間病房的早期小病患，翔翔的作品，筆觸自由，色彩鮮艷。翔翔現在已經大學畢業，有一段時間他著迷於畫貓，喜歡畫各式各樣的貓，目前除了專心寫書法、畫油畫之外，還從事瓷瓶、瓷盤等瓷畫繪製工作。

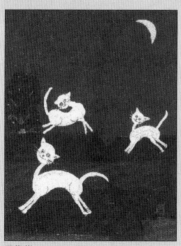

三隻貓

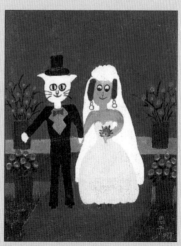

結婚

自閉症vs.亞斯伯格症

　　無獨有偶，1944年，也就是肯納博士發表論文的隔年，奧地利小兒科醫師漢斯・亞斯伯格（Hans Asperger）也以德文發表了一篇研究報告，報告中的案例跟肯納醫師的個案很類似，但症狀比較輕微。

　　亞斯伯格醫師與一群修女在維也納合作創辦一間兒童療育發展中心，收容有發展障礙的小孩。報告中的四個男孩案例，語言發展與智力都很一般，卻出現類似自閉症的症狀：社交困難的人格障礙、強烈的自我中心意識、固著性行為、封閉與外界的一切溝通。

　　當時正值二次世界大戰，這篇以德文發表的報告並沒有引起太多注意，直到1980年代，英美學界才留意到亞斯伯格醫師提出的案例，並將之命名為「亞斯伯格症」。

　　如何分辨自閉症與亞斯伯格症？最大的不同在於，後者在早期沒有明顯的語言或認知發展遲滯，其他主要症狀皆雷同。

　　由於這兩者極為類似，很難清楚鑑別，醫界在臨床上的診斷一直出現很多狀況，每位醫師的說法見解各有不同，每個人診斷出來的亞斯伯格症都不太一樣。尤其是在

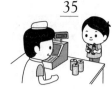

語言能力發展的診斷上，最容易引發爭議。

語言能力會隨著年齡增長而改變。亞斯伯格症的診斷標準，對這部分沒有太多著墨，導致醫師各執己見，引發不少爭議。舉例來說，高功能自閉症兒童的早期症狀是不說話、不理人，完全符合自閉症的診斷描述，到了六、七歲以後，若語言及認知能力追趕上來，個案的情況又變成符合亞斯伯格症候群的描述，那麼醫師到底要在病歷表上記載自閉症，還是亞斯伯格症呢？也由於語言能力的發展障礙較小，亞斯伯格症被診斷出來的時間通常比較晚，有些人甚至到成年以後才得到確診。

儘管診斷手冊上有白紙黑字的清楚說明，但在實務上，特殊教育老師所認知的亞斯伯格症，往往與醫師有很大的不同。特教老師依據孩子的課堂表現和實際接觸的經驗，認為亞斯柏格症孩子比較怪、容易引人討厭、比較吵鬧、很煩人，自閉症孩子則比較退縮、安靜、比較乖。真的是這樣嗎？這些觀察印象並沒有明確的數據作為佐證，或具有公信力的研究資料可加以證明，所以醫師們只能當作參考，無法作為幫助診斷的依據。

臨床上，亞斯伯格患者的主要症狀是：對於社會情境的瞭解有障礙，行為模式缺乏彈性，難以理解抽象性的語

言，導致人際關係不佳。

人際關係通常有親疏遠近之別，我們會對熟悉的人表現親密，對不熟的人有疏遠感，如果相反過來，就有違常理。亞斯伯格患者的人際關係障礙之一，就是親疏不分，他們的表現可能很極端，有些患者完全不理人，對待親人就像陌生人；有些患者則是整天到處找人說話，也不管認不認識人家，而且說話內容常沒有意義或不恰當，容易引起反感，或被人排斥譏笑。

「請問哥」的故事

「請問哥」是我的一個門診患者，從小語言能力沒問題，很聰明，學科成績不錯，也順利考上大學理工科系。他從小就是校園裡的知名人物，同學們幫他取了「請問哥」的綽號，因為他見到任何人都愛問東問西，問題又很無厘頭，例如，明明站在便利商店裡，卻問旁邊的人：「請問，這裡是不是7-11？」明明餐廳裡有一堆空位，卻頻頻問人：「請問，這是不是一個空位？」

初次碰面的學生一開始覺得他很有禮貌，很願意親切回答，但是，當這些沒頭沒腦的問題問多了，他的怪異行為很快傳遍校園，有些學生開始不耐煩回答，讓他很生

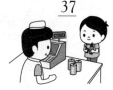

氣，甚至攻擊對方，他的風評也愈來愈差。

　　我們不妨想一想，「請問哥」為何要不斷地到處「請問」別人？他很無聊嗎？想跟女生搭訕嗎？其實都不是。他只是在嘗試跟人家打招呼，想要練習怎麼主動跟人講話。他知道自己不太會交朋友，可能最先試著跟人家「請問」一下，發現得到很多友善的回應，讓他開心不已，於是就繼續用這一招半式走天下，到處去「請問」人家。

　　他單純出於善意，想要打開社交之門，只是他很固著，不會變通，只會重複很無聊的問題，男生很快不理他，他只好去找女生問，還是屢遭白眼，得到反效果。

　　「請問哥」的情況反映了自閉症和亞斯伯格患者的溝通障礙。他即使有意願改變，想要突破現狀，想要練習找人說話，卻仍不得其門而入，也無法理解自己的方法哪裡不對，不知道這樣做為何不得體，為何造成他人的誤解和反感。幾次受挫之後，他可能就退縮回到自己的世界，變得更沉默孤立。

醫｜學｜小｜常｜識

關於「情感接觸的自閉障礙」

1.不會說話，或所說的話不像是用來溝通之用。
2.拙於溝通，極端孤獨，無法與他人有自然的情感接觸。
3.經常出現固定性行為，有強迫維持同一性的慾望。
4.對特定物品有特殊偏好，常以精細動作操弄這些物品。
5.有語言能力者，通常也常具有極佳的機械式記憶力或拼圖等空間能力。

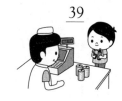

快速增加的盛行率

自1990年代開始，自閉症的相關研究愈來愈多，陸續出版的醫學報告均傳達出一個重要訊息：自閉症的人口比想像中還要多。罹患自閉症的機率，沒有種族、社群、文化、地理與國籍之分，全球每二十分鐘就有一個孩子被診斷為自閉症，以男生居多。

根據美國疾病預防控制中心（Centers for Disease Control and Prevention, CDC）2012年的統計，每八十八個兒童就有一位自閉症患者，男生是女生的五倍。從2002到2011年的十年間，自閉症患者驟增了78%。英國2011年有一份長期追蹤研究顯示，大約每一百人就有一位自閉症患者。另外，根據媒體報導，香港的自閉症比率大約每六百人中有一個。韓國公布的數據更驚人，高達2%。

台灣目前沒有官方單位或研究機構正式統計自閉症的盛行率，不過，根據內政部身心障礙者人口統計資料，2012年全國有一萬一千七百一十二位自閉症患者，比十年前增加二點七倍。

早期醫學認為自閉症是很嚴重的疾病，非常難診斷出來，現在醫院門診經常遇到不同年齡、不同程度的初診

個案，自閉症出現的比率已經比唐氏症、脊柱裂、糖尿病還要高。面對如此令人震驚的數據，許多專家開始討論：「是真的有更多自閉症兒？還是診斷標準有問題？」

自閉症的診斷雖有清楚定義，但每位醫師的標準不一，加上每一位自閉症兒童的症狀各有不同，行為表現的差異性極大，每一個發展階段的障礙程度又不斷變化，很難畫出明確的界線。各國的盛行率也會因不同的研究方法而得到不同的結果。也有人認為，目前醫療系統愈來愈完善的轉介模式、療育服務、普及的兒童門診、公眾關注度的增加，都是影響因素。牽涉其中的變數太多，因此，自閉症近年來快速激增的真正原因，目前仍難以得到確切、清楚的解釋。

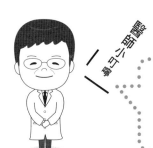

郭醫師小叮嚀

自閉症人口快速攀升，遇到自閉症朋友的機會增加了，請記得以正向態度去理解和接納他們！

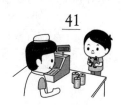

　　可以確定的是，自閉症在全球已經成為最普遍的兒童
發展障礙疾病。為了喚起社會大眾的關注，聯合國自2008
年起，訂定每年的4月2日為「世界提高自閉症意識日」，
以喚醒全球共同注意自閉症的快速增加。

病因是未解之謎

　　自閉症被發現之後，各國的公私立研究機構紛紛投入研究這令人迷惑的複雜疾病，原本冷門的神經科學變得熱門起來，研究經費大量增加，大家急著想找出答案。各種實驗報告陸續公布最新的結果，彷彿掀起了一場劃時代的科學革命。然而一甲子過去了，自閉症的成因依舊是大謎團，沒有明確結論。

　　早期精神醫學家偏向環境因素的論點，認為自閉症不是天生的，而是心因性問題，是由於父母的個性或錯誤的教養方法，甚至將責任歸咎於母親的過度冷漠。這種推論等於將自閉症及其家庭抹上污名的色彩。

　　這種說法後來遭到推翻。研究發現不少自閉症兒童的家庭和樂，父母親溫和有禮，甚至是高級知識分子，非常重視教養育兒的方法；把病因推給父母（尤其是母親）的說法不攻自破。此外，科學家發現非常多的自閉症兒童合併有癲癇症狀，電腦斷層掃瞄也發現自閉兒的大腦型態確實有異常。顯然，自閉症是先天生理因素所造成。

　　那麼，自閉症患者腦部功能異常的位置在哪裡？是哪些神經傳導物質出現異常呢？答案至今仍然沒有定論。現

代醫學已證明自閉症的生理病因，包括遺傳、新陳代謝、神經病變、病毒感染、出生或懷孕難產、疫苗、暴露在有毒物質或藥物等，這些因素都可能造成複雜的腦傷，導致神經系統處理資訊的障礙，形成自閉症。換句話說，目前仍找不到單一的生理病癥，可以解釋自閉症的成因。面對這個讓人迷惑的疾病，還有許多謎團待解。

家族遺傳的基因密碼

　　自閉症是不是跟遺傳有關？家長們都很關心這個問
題。目前醫界普遍認為，家族遺傳與自閉症是有關係的，
若可以找到遺傳基因缺陷的正確位置，就可以知道基因是
透過何種途徑產生了自閉症，對自閉症的研究和治療將大
有幫助。

　　為了探討遺傳基因的影響，許多研究都從家庭成員和
雙胞胎的發病率著手。

　　例如英國一份研究顯示〔圖一〕，染色體一模一樣的
同卵雙胞胎，若一位有自閉症，另外一位出現發展障礙的
機率，高達92％；罹患自閉症的機會達60％；完全沒有得
病的機率，僅有8％。至於染色體不同的異卵雙胞胎，同
時發生自閉症的狀況，幾乎是零。

　　這個研究讓我們清楚看到，只要有相同的染色體，雙
胞胎同時罹患自閉症的機會就大增。

　　為了研究自閉症基因的位置，科學家也收集了許多自
閉症兒童及其家人的基因，進行對照分析。

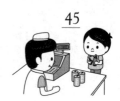

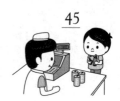

〔圖一〕同卵與異卵雙胞胎的自閉症關聯

同卵雙胞胎

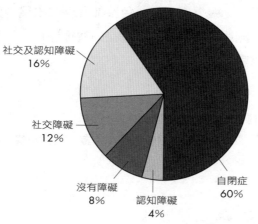

社交及認知障礙 16%
社交障礙 12%
沒有障礙 8%
認知障礙 4%
自閉症 60%

異卵雙胞胎

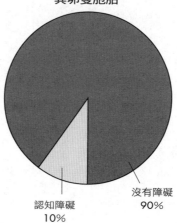

認知障礙 10%
沒有障礙 90%

　　人體有二十三對染色體。在〔圖二〕的染色體圖表
中，標示出點狀的位置，代表可能是與自閉症有關的基
因。如圖所示，幾乎每一條染色體都有點狀出現，分佈很
廣泛，根本無法辨認出造成自閉症的關鍵性單一位置。這
真是讓科學家沮喪的結果。

〔圖二〕人體二十三對染色體
　　可能導致自閉症類障礙的基因位置，幾乎每條染色體都有。

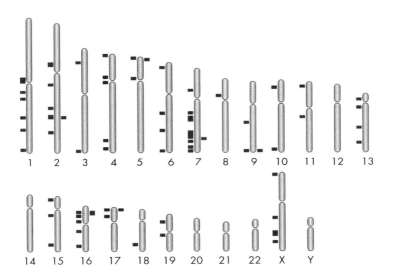

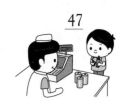

　　目前科學研究碰到的最大問題是，從每個患者身上找到的基因點各有不同，而且，在某些患者身上找到的基因位置，不見得在其他患者身上可以得到證實。有些基因點可能與自閉症有關，但關聯性卻又不夠強烈。這就是目前基因研究的現況。自閉症的真正致病位置到底在哪裡，還無法得到確定的答案。有些研究者甚至推測，與自閉症有關的基因至少有二十個以上。

　　這樣複雜的變異性，可以解釋常見的疑惑：「正常的爸媽為何會生出自閉症小孩？」我們來假設：如果發病的標準是「帶有五條以上與自閉症有關的基因，就會顯現出自閉症」。有一個爸爸身上有三條自閉症基因，媽媽也有三條自閉症基因，爸媽都沒有表現出自閉症症狀，兩人結婚生子，小孩身上帶有六條與自閉症有關的基因，依據診斷標準，這對父母就有可能生出自閉兒。

　　因為染色體上的自閉基因分佈很廣泛，或許可以假設：我們每個人身上都多少帶有一些自閉症有關的基因，有時候也會表現出一點類似自閉症的行為模式。通常，比較鑽牛角尖、不愛跟人打交道、喜歡宅在家裡的人，可能擁有多一點自閉症的特質，但還沒有嚴重到構成疾病的程度。而自閉症患者的表現，無論看起來是長處（例如善於

分析計算），還是缺點（例如拙於人際社交），其實都是人類本質的一部份。

由於目前無法從基因的單一位置直接證明是與自閉症有關，只知道很多基因都與自閉症有一些關聯性，每一個基因都反應出一點點的自閉症症狀。經由假設，我們或許可以解釋為何每個人多多少少都帶有自閉症特徵，以及健康的父母為何會生出自閉症小孩的原因。然而，我必須強調，這些都只是假設，尚無法得到科學證實。

〔圖三〕是一名自閉症兒童的家族樹狀表。科學家追蹤到其祖父輩的情況，發現祖父有亞斯伯格症傾向，生下

〔圖三〕一位自閉症兒童的家族樹狀圖 （□：男性　○：女性）

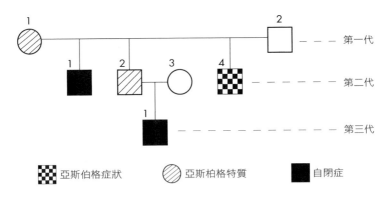

的三個小孩中有一位自閉症，其他兩位也都有亞斯伯格症狀，到了第三代，又生出自閉症小孩。這證實了自閉症傾向容易發生在同一家族裡，只要家族中有明顯的自閉症基因，近親或多或少也會有自閉症的相關特質。

　　向肯納醫師寫信求助的唐諾的父親，是一名注重細節、認真賣力的成功律師，曾經受不了工作壓力崩潰過兩次。他認真嚴肅地對待每一次生病，連最輕微的感冒，也嚴格遵守醫師的囑咐到床上休息。走在街上，他習於專注思考，無視路上的人事物。肯納醫師的報告雖然沒有清楚指出這位父親是否也有自閉症傾向，但是從這些描述中，似乎是帶有一點亞斯伯格的特性。

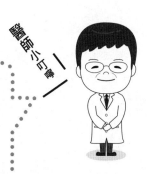

醫師小叮嚀

自閉症罹病率不受種族、文化、智商、教育程度、教養方式等影響。這是先天的腦傷疾病，身為父母，不需要歉疚或自責。

　　台灣曾經有醫師私下統計調查，發現某屆一百個畢業生結婚後生出的下一代中，有四位罹患自閉症，發生率比一般人高。其中一位醫師太太回顧檢視家族遺傳的可能性，發現先生家族中的每一代男性都有類似自閉症的行為，連清朝時代的阿祖也不例外。阿祖光耀門楣、考上狀元，個性卻孤僻龜毛，不太與人打交道，但是每一代父執輩的運氣都很好，都娶到很會照顧家庭的好老婆，老公不會做的事情，全由老婆來打理。就像唐諾的媽媽，也是一位冷靜而幹練的婦女，受過良好大學教育，唐諾的父親非常依賴她。

不是精神分裂，也不是智能障礙

自閉症兒童自言自語、孤立在自己的世界裡，早期對於這種行為症狀有多種不同說法，其中一種認為它與成人精神分裂症很像，因此稱之為「原發於兒童期之精神病」。到了1980年之後，觀念有了改變，醫界發現這兩群人在家族遺傳性上沒有關連，發病年齡及病程型態也不同，確定自閉症和精神分裂病是兩個獨立的診斷，屬於兩種不同的疾病，遂將自閉症歸類到「心理發展障礙」。

所謂的心理發展，是指小孩從出生到成年，會逐漸發展出各種不同的能力，包括走路、說話、人際關係、情緒、行為等，這些能力與大腦中樞神經系統的成熟有關係，會隨著年齡增長慢慢發展出來。不同年齡有不同的心理發展任務要進行。

當應該發展的能力出現緩慢或異常現象時，就稱之為「心理發展障礙」。例如出生時，我們就有健康的舌頭和雙腳，但是運用舌頭說話、運用雙腳走路的能力，必須等到大約一歲才開始發展出來。如果到了該說話和走路的時候，卻無法做到，出現了遲緩，這就是心理發展障礙。

要如何分辨精神分裂與心理發展障礙呢？

　　簡單的說，精神分裂症大多在青少年或成年以後才發生，通常有很清楚的發病起點，有清楚的病前與病後的分別，如果不採取任何治療，病情會持續惡化下去。而心理發展障礙則屬於先天性的疾病，在出生時就已存在，發病年齡通常很早，在嬰兒期或兒童期，症狀就會隨著年齡增長而逐漸顯露出來。雖然可經由治療來獲得改善，但是即使不予治療，有些發展障礙到了某一個年齡，也會自然的好轉或減輕，鮮少繼續惡化下去。患者也不會出現精神分裂病特有的妄想和幻覺，多半是屬於認知、社會、情感、溝通等心理功能上的障礙。

　　造成心理功能發展障礙的原因，與父母的社經地位、教育程度及養育方式都沒有關係，目前推測與中樞神經系統的生物性成熟有關，也就是屬於腦部的疾病。

　　心理發展障礙症有很多種類，最常見的是語言發展遲緩，也就是孩子各方面的表現基本上都沒問題，唯獨語言能力發展有缺陷。而自閉症兒童則是屬於多重障礙，他們往往同時有語言發展障礙、情緒控制不好、人際關係欠佳等問題，又稱之為「廣泛性發展障礙」（pervasive developmental disorders, PDD）。

　　自閉症兒童雖然具有多重障礙，卻也可能具有某項

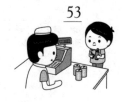

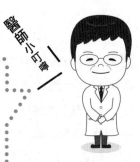

醫師小叮嚀

自閉症狀不見得必然是病態、障
礙，只要家長耐心教導，配合專
業行為訓練，自閉症小朋友還是
可以擁有屬於自己的一片天！

特殊天賦。早在十八世紀末，就有報告指出：有些孩子呈
現精神衰弱的症狀，幾乎沒有生活自理能力，無法獨立生
活，但數理及記憶能力卻超乎常人之上，遂將這些孩子稱
之為「智障天才」。

1988年轟動一時的電影《雨人》，就是根據自閉症患
者金姆‧皮克（Kim Peek）的真人真事改編而成。皮克無
法自理生活，人們將他視為智能障礙，安置在療養院內，
後來發現他擁有超強的計算能力，散落在餐廳地板上的一
盒牙籤，他只需瞄一眼，就能立刻算出正確數量。醫生曾
故意和他比賽平方根的數學題目，他的答題速度比醫師用
計算機還要快，但他的特殊天份卻無法應用在生活層面，
他不會去超市買東西，也不會用加減算式找零錢。

不要以為自閉症就是特教班的那群孩子，已有研究證

實，智能障礙與自閉症不同。儘管有自閉症合併智能障礙的個案，但臨床發現更多的自閉症患者智力其實是沒問題的。曾有研究推估，在自閉症患者之中，僅有約10%擁有高智商或特殊能力，也就是說，並非所有自閉症患者都是智能障礙，但也不是個個天才。大多數自閉症患者擁有的智力，與一般人無異，就像在人群之中，大家的智商有高有低，都算是正常的範圍。

在美國矽谷，據說有不少電腦工程師或其小孩是亞斯伯格症患者，他們的共同症狀是擁有不錯的智能，社交技巧卻很笨拙。在台灣也有不少高智商兒童擁有亞斯伯格症的特徵，這些孩子從小就很會唸書，甚至擁有某項優於常人的特殊專長，例如有些大學教授、電腦工程師或醫生很會作研究、寫報告、設計實驗，專業表現嚇嚇叫，但人際關係卻怪怪的，走在路上不太愛理人，鮮少與人打交道，生活能力稍嫌笨拙，有一點高功能自閉症的傾向。

自閉症並不僅侷限在某些領域或行業裡，不容忽視的現象是，在世界各地、各行各業、不同經濟階級裡，罹患自閉症的人數皆有增加趨勢。所以，醫學界關於自閉症的研究，也如火如荼展開，希望不久後的未來，我們對自閉症的世界，可以有更深入的瞭解。

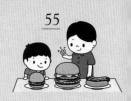

【第二章】

自閉兒的發展特徵

年幼孩子的心理發展，可以從
語言溝通、社會互動、想像遊戲等三方面來觀察，
每個時期有不同的觀察重點。

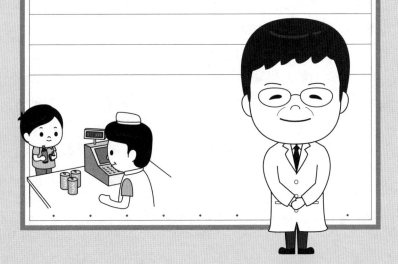

　　自閉症的諸多特殊行為是多重因素互相牽引形成，
而且每個孩子都有個別差異。想要及早發現並診斷出自閉
症，在技術層面上仍有許多尚待突破的困難。

　　父母與孩子朝夕相處，應該最容易在第一時間注意
到子女的異常，難就難在自閉症的幼兒時期症狀並不容易
觀察到。多半的父母開始意識到孩子有問題時，孩子多半
已經兩、三歲了，對於兩、三年前的撫養記憶已經非常模
糊，因而錯過了自閉症發展初期的診斷時機點。

　　在滿周歲以前，父母比較關心寶寶的吃喝拉撒睡，寶
寶不理人、不看人、對人缺少反應等情形，並不會特別受
到注意。等到小孩長大一點、出現更多徵兆之後，一經回
想，才懂得原來早在嬰兒階段就已經傳出異常訊息。

　　自閉症的障礙特徵，每個年齡階段都有不同的標準，
父母要靠自己的經驗來觀察並不容易。頭胎男嬰的自閉症
比例較高，但很多父母並不知道，撫育過程只覺得這孩子
很乖、不哭不鬧，不太需要大人照顧，很好帶。等生了老
二之後，有了比較，才意識到老二會哭會鬧，跟老大很不
一樣。

　　尤其是現代雙薪家庭的小孩，白天可能是阿公或阿
嬤在撫養，在家裡只有一對一的互動，不容易察覺孩子的

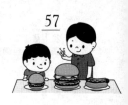

人際互動障礙，除非由有經驗的保姆照顧，跟其他小孩比較，或許有機會提早發現。有些小孩是進了幼稚園之後，才在團體裡受到注意，老師發現其他孩子很容易完成的事情，卻有一個孩子做不到，父母到這時才知道自己孩子的表現與一般孩子不同。

隨著兒童門診的普及，目前自閉兒的診斷年齡平均在二歲到五歲之間。其實，大約在一歲到一歲半，一些早期症狀已經可以很明顯觀察出來，例如無法跟父母眼神交流，聽到媽媽呼喚時不會轉頭循聲反應，也無法識別父母的手勢，無法對外界刺激做出正常反應等。

年幼孩子的心理發展，可以從語言溝通、社會互動、想像遊戲等三方面來觀察，每個時期各有不同的觀察重點。下頁以對照表的方式，幫助父母注意孩子是否出現異常行為。

語言溝通的發展特徵：鸚鵡學說話

語言溝通功能的遲滯，是兒童自閉症的主要症狀之一。

通常，一歲左右的孩子，可以漸漸說出有意義的單字或聲音，一歲半左右字彙量開始增加，會說簡單的「我要、我不要」，但自閉症小孩的語言表現則明顯落後。

有些自閉兒到了兩、三歲還不太會說話，卻可以如鸚鵡般的模仿人家說話，停滯在一種「鸚鵡語」階段。當你說「肚子餓」，他也跟著仿說「肚子餓」；有的喜歡看電視廣告，將聽到的廣告、歌詞、別人的對話儲存在小腦袋瓜裡，突然有一天像播音機一樣「倒帶重播」。我的門診就有一位小女孩非常愛看電視劇《還珠格格》，劇中主角對話的內容記得清清楚楚，連演員說話的聲音腔調都學得維妙維肖。

年齡	一般兒童	自閉症兒童
兩個月大	・發音、喉音	・安靜或哭不停
六個月大	・與人面對面時，會發出聲音回應	・安靜；愛哭
八個月大	・牙牙學語，企圖性或模仿性發聲 ・會注視某人或某物，會運用手指	・安靜 ・沒有企圖性或模仿性發聲或動作

一歲	· 有意義的單字 · 企圖性與回應性發聲和動作溝通（有所要求）	· 可能有過少數幾次有意義發音，後來消失或停滯 · 叫名字不會回應
一歲半	· 字彙和詞彙增加 · 用動作語言要求 · 二個字的句子出現	· 看到有趣的東西，不會用手指指給別人看 · 不會玩裝扮的遊戲（如給玩偶餵奶）
兩歲	· 字彙和詞彙迅速增加 · 會說三至五個字的句子 · 表情、語言、眼神、手指併用來溝通 · 會簡單問答、會稱呼自己的名字	· 大都不理人，或哭鬧表達要求，極少數會指、注視 · 語言和互動退步
三歲	· 字詞彙達一千字左右，會說較長的句子 · 使用「你」、「我」代名詞 · 很會提問，持續互動	· 用拉手、帶動作或重演來表達要求 · 高功能者出現字詞仿說 · 有咬字不清、音調怪異等問題
四歲	· 複雜的長句，連續互動的語言溝通，語言和動作協調的溝通（人、情境）	· 動作模仿、以動作表達要求 · 注視增加 · 仿說句加長、複雜 · 代名詞反轉 · 不常主動說話
五歲	· 複雜且適當的口語和非口語溝通 · 文法正確 · 對嘲諷、開玩笑等隱喻的瞭解和運用	· 口語和非口語溝通增加 · 特殊怪異的溝通 · 代名詞反轉和仿說 · 缺乏連續互動的溝通、缺乏情緒感受的溝通

社會互動的發展特徵：不看人，不求助

　　社會互動與語言溝通是兩個不同的面向，應該分開來觀察。例如聾啞小孩雖然聽不見，仍然可以跟人互動，唐氏症小孩有智能發展障礙，不太會說話，但天性喜歡跟人親近。襁褓中的小孩在六個月左右，大人若拿著奶嘴跟他玩，或對他吐舌頭、逗弄他，一般嬰兒已經會做出一些動作來回應，自閉症小孩則沒有表情、不太有反應。

　　門診常聽到父母主訴孩子「不理人、不看人、不怕生、不哭鬧」，餵奶時眼睛不看媽媽，逗他笑也沒反應，睡飽吃飽後，就自得其樂地看著天花板，玩自己的手。一般嬰兒看見父母會手舞足蹈，露出期待大人擁抱的表情，自閉兒則不會。

　　我們的人際互動最早是與身邊親近的人開始。一般嬰兒五、六個月大後會認人，不願與熟悉的照顧者分離，出現分離焦慮的現象。自閉症兒童在兩歲前很少出現分離焦慮，也不怕陌生人。

　　一般小孩一歲到一歲半之間會主動跟大人玩，雖然這個階段還不太會說話，卻會找到一種肢體溝通的模式與人互動，表達肚子餓、想喝水或想要抱抱的需求。自閉症小

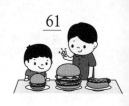

孩則從來不求人，再長大一點，如果他們想要拿櫥櫃上的食物，會自己想辦法搬椅子、爬梯子去拿，即使跌倒受傷也不會哭、不會找大人幫忙。父母初期很高興，以為小孩懂事又聰明，經過多次同樣的行為反應後，才開始奇怪為何孩子不像其他小孩會尋求協助及安慰。

　　孩子都喜歡玩伴。如果帶自閉症兒童出門散步或到公園玩耍，會發現他們不太理會其他孩子，不論玩溜滑梯或堆沙堡，都是自己一個人。上了幼稚園，三、四歲的小孩開始有交朋友的渴望，會自動融入同年齡的團體，一起玩、排隊、搶位子或吵架，自閉症兒童則繼續待在自己的世界裡，不太與別的小朋友或老師互動。

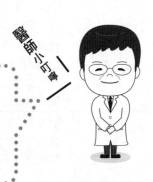

醫師小叮嚀

嬰兒在六個月左右，已經可以跟人有互動反應。寶寶若到了一歲、一歲半，仍然不理人、不看人、不哭鬧，父母最好帶孩子去檢查一下，比較安心。

年齡	一般兒童	自閉症兒童
兩個月大	・轉向聲源 ・會對人笑	・「很乖」
六個月大	・給人抱或要求別人抱的反應 ・陌生人反應	・很好帶；不必（要）人理 ・哭鬧難安撫
八個月大	・陌生人焦慮及分離焦慮 ・呈現動作模仿 ・躲貓貓之類的遊戲	・哭鬧難安撫 ・退縮；被動接受互動 ・無分離或陌生焦慮
一歲	・主動要求遊戲；與大人互動性遊戲；會注意大人反應	・不理人、自己玩
一歲半	・平行遊戲 ・拿、給別人玩具	
兩歲	・平行遊戲 ・追逐遊戲 ・短暫互動的玩 ・會求救、安慰	・明顯退縮；不理人、不看人、不反應 ・缺乏情感表達 ・少數可分親疏；少數呈「共生現象」 ・莫名其妙的害怕
三歲	・會輪流、分享 ・追逐遊戲 ・幫忙父母 ・獻寶；取悅	
四歲	・扮家家酒 ・協調、妥協 ・喜歡和不喜歡某些同伴	・少數可追逐、觀看別人玩；大部分自己玩 ・模仿儀式性的安慰擁抱
五歲	・交朋友 ・和朋友玩、吵架 ・協調遊戲的角色變換	・和大人的互動增加，但有點怪怪的，不親近 ・重複同樣遊戲

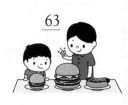

　　有些年幼的自閉症兒童會與身邊親近的人產生「共生依賴」的現象，例如只喝媽媽拿的奶瓶，認為媽媽拿的奶瓶才是奶瓶，讓媽媽誤以為小孩對自己的情感專注又濃密，做什麼事情都一定要有媽媽在身邊。自閉症兒童所表現出的這種固執行為，可能只是把媽媽當成一個工具而已，並沒有一般親子情感互動交流的內涵。

醫 | 學 | 小 | 常 | 識

平行遊戲

　　和別的孩子在同一場所玩同樣的玩具，但彼此保持獨立的遊戲方式，沒有相互合作的行為。例如兩個小朋友在玩同一組小火車，但各自玩著自己的小車廂，不會把對方的車廂串連起來一起玩。

想像遊戲的發展特徵：不會玩的孩子

　　遊戲是兒童成長非常重要的學習管道，在「玩」的過程中，兒童透過語言和社交技巧，學習與他人溝通，建立關係，並學習到新的事物。因此，透過遊戲可以瞭解兒童心理發展的程度進展到哪一個階段。

　　如何分辨小孩會不會「玩」？首先要先解釋「功能性遊戲」和「想像性遊戲」。

　　舉例來說，有一種按鍵式的喇叭音樂玩具，上面綴滿閃亮亮的霓虹燈，只要按下鍵盤，喇叭會自動演奏音樂，打開開關，霓虹燈會轉動閃爍。一般小孩一旦知道如何操作，就會主動去按鍵盤，讓喇叭響起來；搖一搖，讓玩具唱歌；伸手去按開關，讓霓虹燈一閃一閃發亮。這樣的視覺與動作過程就是在進行「功能性遊戲」，代表孩子知道這個玩具的功能。

　　小小孩很喜歡搶走大人手上的電話或手機，模仿大人說「喂喂喂」，這個動作也是功能性遊戲，因為他知道手機的功能（可以講電話）。

　　如果，他拿起的是一根香蕉，卻假裝說「喂喂喂」，這就是一種「想像性遊戲」，孩子知道香蕉不能打電話，

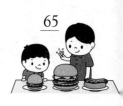

不會從香蕉傳出聲音來，只是香蕉的長度、模樣與聽筒類似，他是在玩香蕉聽筒的想像遊戲。

一般而言，功能性遊戲的能力發展得比較早，想像性遊戲的能力發展較晚。功能性遊戲的能力如果發展遲緩，可能代表認知能力較弱；想像性遊戲的能力若出現遲緩，則可能有自閉症。

自閉兒的想像能力發展得比較差，無法去思考較需要創造力、想像力的事物。一棟兩層樓的迷你玩具屋，一般小孩知道這是假的房子，會運用想像力玩扮家家酒的遊戲，自閉症兒童卻會把玩具屋當成是真的房子，玩一玩會想要爬進玩具屋內。

想像能力也跟社交互動有關。當孩子進入幼稚園和小學，團體生活裡的互動規則，需要靠很多的理解力、想像力和溝通能力，才有辦法與人相處和互動，自閉症兒童往往在這些地方遭受到很大的挫折。

年齡	一般兒童	自閉症兒童
一歲	・功能性遊戲（適當的玩玩具）	・喜歡玩自己的手，對玩具沒興趣
一歲半大	・假裝喝、吃、打電話等日常生活的活動	・反覆怪異的動作 ・對某些刺激有特殊的偏好（例如會旋轉的東西）
兩歲	・餵玩具動物吃、喝等擬人化的玩法 ・假裝遊戲的種類增加	・反覆怪異的動作和玩法：敲、打、咬、聞、排列
三歲	・有計畫系列的假裝遊戲 ・玩具可被替換 ・自發性的假扮遊戲	・反覆怪異的動作和玩法 ・對某些視動玩具有偏好和特殊能力（辨認符號、字）
四歲	・幾個兒童一起玩裝扮遊戲（扮家家酒） ・以象徵物取代實物	・教過的功能性遊戲 ・極高功能者可有少數反覆個別的簡單假裝遊戲
五歲	・語言和想像的、裝扮的遊戲結合在一起 ・講故事、編故事	・功能性玩法增加 ・在自然情境下，自發性、創造性玩法極少

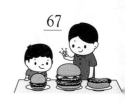

鏡像神經元的功能缺陷

　　自閉症兒童在鏡像神經元的功能上，也常有缺陷，父母可以留心觀察。

　　我們如何開始與人互動？讓我們先來看一張照片〔圖四〕。照片中的媽媽吐舌頭，小嬰兒看著媽媽，也做出一樣的動作。猜一猜這位小嬰兒多大了？嬰兒在出生多久後可以做出這個動作呢？

〔圖四〕

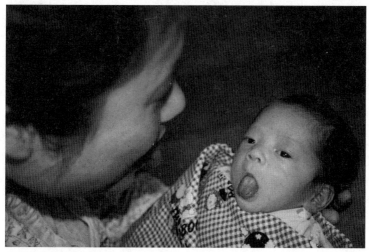

小嬰兒跟著媽媽吐舌頭

　　多數人推測的答案，是在快滿一歲時。事實上，這張照片拍攝的地點在醫院的嬰兒室，這個寶寶早產五週，拍照時才出生二十天而已。根據心理學的研究，這個動作在出生後的第三週就會做，所以照片中小孩的行為其實是很正常的。

　　很多人以為這是一種模仿動作。但模仿有一個前提，例如我模仿你翹腳，我是先看到了你的動作，才學你把腳翹起來，模仿是在有意識之下進行的。剛出生的小孩知道他和媽媽是兩個分離的個體嗎？他知道自己也有舌頭嗎？如果把一面鏡子放在面前，他知道鏡中的影像是自己嗎？按常理來推論，小嬰兒應該是不知道，因此模仿的前提並不成立。

　　既然如此，小朋友吐舌頭的動作，是什麼原理呢？

　　在大腦皮質裡，有一組可以反映外在世界的鏡像神經元細胞（mirror neuron）。透過它，我們可以觀看別人的動作，在腦中重現，有如鏡子般投射出同樣的動作〔圖五〕，進一步促使我們能夠理解別人的行為、想法、情緒及意圖，讓彼此能夠溝通交流。

　　鏡像神經元最早是由義大利的研究團隊在偶然間發現的，實驗的對象是猴子。研究測試發現，猴子伸手去拿一

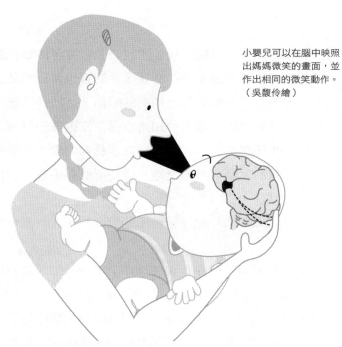

小嬰兒可以在腦中映照
出媽媽微笑的畫面，並
作出相同的微笑動作。
（吳馥伶繪）

〔圖五〕鏡像神經元的反射行為（resonance behaviors）

根香蕉時，腦中有一群神經元會活化起來，當猴子觀看人
類伸手去拿一根香蕉時，這群神經元也同樣活化起來，這
批新發現的神經元似乎讓猴子可以在腦中直接映照出人類
的行為，因此稱為鏡像神經元。

　　科學家針對人類進行一系列的實驗，確定人類也擁有

鏡像神經元系統。舉例來說，當我們去觀賞踢踏舞表演，隨著舞者腳步運動敲擊的節奏感，你的腳也會有想動的慾望，甚至不知不覺跟著打起相同的節拍。這樣的反應就是鏡像神經元的功能，雖然你知道自己正在觀賞節目，不應該亂動，但腦部的神經元已經儲存了跳舞的動作，讓你不用思考，就有了反射性的反應。這種反應與視覺、動作有很直接的關係。

再回頭來看看小嬰兒伸舌頭的鏡像動作，有沒有任何意義？

大人們看見小嬰兒也跟著你伸出了小舌頭，會不會驚喜地大喊卡哇伊，興奮地抱起他，給他一個大大的KISS呢？從演化學來看，鏡像神經元的功能是非常重要的。小嬰兒的動作很討喜，對生存很有幫助，脆弱的小動物如果不討喜，可能就無法得到餵養，這也是為何小朋友都要長得可可愛愛，頭圓圓的、臉嘟嘟的、身體胖胖的，這是演化學上的重要存活技巧。

小嬰兒當然不知道這些原理，卻在不自覺的反射動作中，達到與人互動交流的效果。

〔圖六〕的照片中，媽媽拿了一個手玩指偶，逗弄三個月大的小嬰兒，小嬰兒也伸出自己的小手跟著揮動。

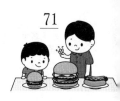

這個階段已經出現類似模仿的動作，跟媽媽有了雙向的互動，這也說明社會性互動是與生俱來的，在很小的時候就已經開始，無須特別教導。

然而，對自閉症孩子來說，這些功能卻出現障礙。為何自閉症兒童都不理人，什麼事都要靠自己，不與他人主動交流呢？研究發現，自閉症兒童欠缺瞭解他人心意的能力，也可能與鏡像神經元的功能受損有關。

透過腦部核磁共振的掃描發現，自閉症患者的鏡像

〔圖六〕

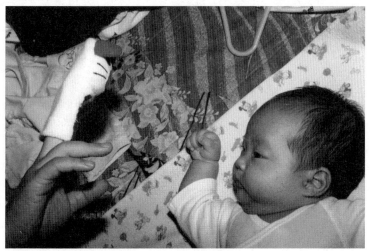

三個月大的嬰兒，已經可以伸出小指頭跟媽媽互動。

神經元細胞皮質厚度比較薄。跟一般孩子比較起來，自閉症患者在觀看或學習他人動作時，鏡像神經元的訊號處理速度較慢；在感應他人的喜怒哀樂時，鏡像神經元的活性也比一般人弱，社交障礙愈嚴重，鏡像神經元的活性也愈弱。自閉症狀的嚴重程度，與鏡像神經元的皮質厚度有相關性。

　　科學界若能更確認腦部特定部位與自閉症的關連，或許就更能做到及早診斷，及早治療。由此可見，自閉症是一種大腦的天生缺損，對這些孩子來說，要學會與人互動、聽從父母和治療者的指示有所反應、進行模仿及學習，確實相當困難而辛苦，需要大人們付出更多耐心和理解，來一步一步幫助他們。

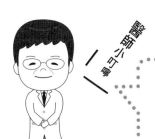

醫師小叮嚀

小孩子有許多反應是為了要討大人的喜歡、讚賞。從跟孩子的互動中，可以觀察孩子的社會化功能。

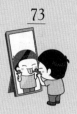

【第三章】

自閉兒的行為特徵

自閉症兒童的行為特徵可從：
人際關係的障礙、語言和溝通的障礙、
行為的同一性等三方面來觀察。
不過這些特徵會隨著年齡、
智能以及學習環境而不斷改變。

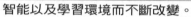

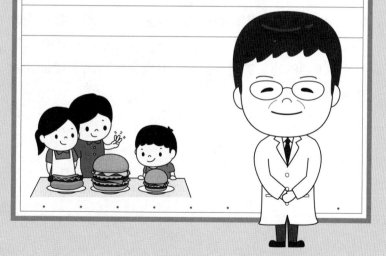

　　自閉症兒童經常出現亂發脾氣、挑食、固執等情緒問
題，但這些問題在其他孩子身上也會出現。要判斷自閉症
兒童的行為特徵，主要可以從三方面來觀察：人際關係的
障礙、語言和溝通的障礙、行為的同一性。

　　上述三種障礙的行為特徵，會隨著患者的年齡、智
能、後天學習環境而不斷改變。舉例來說，有些自閉兒在
一、兩歲時喜歡玩轉圈圈的遊戲，三、四歲之後就不再轉
圈圈，改排積木，排出來的圖案永遠都是一排排整整齊齊
的，無法做出其他有想像力的排法。等再長大一點，興趣
又改變了，最常見的是喜歡收集和背誦大眾交通工具的時
刻表。

　　自閉症兒童很喜歡有規則、有系統的東西，很容易變
成鐵道迷、捷運迷。有一位三歲自閉症兒童很迷隧道，還
不太會說話的他，卻可以把北二高所有的隧道長度記得清
清楚楚。

人際關係的障礙

　　自閉症兒童嚴重欠缺社交與人際關係的能力,「冷漠、我行我素、獨來獨往」是自閉症患者給人的普遍印象。不理會身邊的人,不依從指令;無法覺察他人的想法,也不會表達自己的情緒;受欺負時不會找人訴苦,受到讚美也面無表情;不會依戀父母,父母不在身邊也不會哭泣或尋找,對人沒有親疏遠近之分。

　　一般人常以為自閉兒是刻意不看人,迴避視線接觸,事實上他們的眼睛已經迅速瞥過眼前的人事物,只是視線很短暫,不會特別停留。他們不是刻意拒絕眼神接觸,而是不懂得如何運用視線來與人們進行「非語言」的溝通,也不會覺察他人的表情,因而留下「眼神迴避」的印象。

　　自閉症患者很少發展出與同儕或異性的友誼關係。他們在團體裡經常表現出不符合當下情境的情緒行為,無法瞭解團體活動的規則,不會主動攀談或分享感興趣的事物,說話表情呆滯,沒有明顯的喜怒哀樂,刻意避免接觸到他人的身體,但有時候又喜歡去碰觸別人的臉頰、手臂或頭髮等特定部位,反而容易引發誤解。

　　高功能自閉症兒童的某些特殊行為模式,常會隨著

〔圖七〕自閉症診斷的三大基準

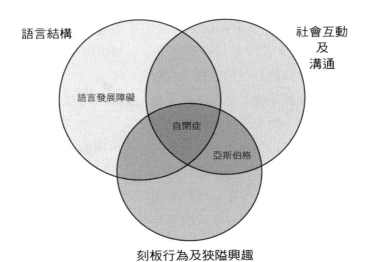

語言結構

社會互動
及
溝通

語言發展障礙

自閉症

亞斯伯格

刻板行為及狹隘興趣

年齡而明顯減輕或改善，但基本上，還是會殘留社交性的
人際關係障礙，例如和同儕交往時顯得笨拙，不知如何傾
聽他人談話，無法體會他人情緒，無法適當表達自己的感
覺，給人缺乏同情心的印象，也不太懂得如何回報別人的
恩惠。經常陷入沉思或發呆，讓人以為不容易親近。常常

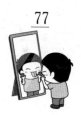

在社交場合做出怪異的行為舉止，也阻礙了他們與他人建立友誼。

台大醫院前精神科主任宋維村醫師在退休以前，每一年都聚集幾位高功能自閉症孩子一起吃飯，分享生活近況。自閉症患者的互動型態，通常是各說各話，坐在圓桌圍成一圈卻誰也不理誰，沒有互動的火花或交集，總是宋醫師向某個孩子問安，那個孩子就回答一句，維持單線的互動。

但是有一次，神奇的事情發生了。宋醫師問候某位孩子暑假做了哪些事情，那孩子回答說，爸媽帶他去環島旅行，開車走一號省道。

另一位孩子聽到「一號省道」，馬上興奮地問對方：「你知道一號省道是從哪裡到哪裡嗎？」第三位孩子立刻舉手：「我知道！」緊接著又有一位孩子接口：「那你知道二號濱海公路嗎？」

這話題瞬間引起在場每一位自閉兒的高度興趣，大家紛紛把各條道路經過的地名一路說下去，如數家珍，場面非常熱絡，宋維村醫師反而成了插不上話的局外人。

所以，當自閉症患者碰到感興趣的事物時，他們的表現其實非常熱絡，會與人互動。只是他們感興趣的事物非

常侷限且狹隘，別人通常沒有興趣，引不起互動的火花。

　　自閉症兒童的人際問題，每一個年齡階段都有不同狀況，小學生有小學階段的問題，青春期有屬於青春期的問題，大學階段就像一個小社會，又會衍生出特殊的溝通問題。臨床經驗顯示，一般來說，青少年時期是最難處理的階段。

醫｜學｜小｜常｜識

自閉症兒在人際關係障礙上的主要行為特徵：

1. 缺乏認識自己與他人關係的能力；缺乏基本社交應對的能力。
2. 不理人、不看人、對人缺少反應、不怕陌生人。
3. 不容易和家人建立親密關係。
4. 缺少模仿學習的能力，無法和小朋友一起玩耍。
5. 難以體會別人的情緒和感受，無法以一般人的方式表達情感和情緒。

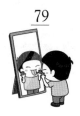

　　我曾經遇見一位國三資優班學生，成績名列前茅，是高功能自閉症。他很迷戀外星人傳說，相信外星人曾經在地球上建立出偉大文明，逢人就熱烈說起金字塔、萬里長城與外星人的神祕關聯。但他的同學們只關心偶像明星，看到他就閃得老遠，很不耐煩聽他講那些故事。

　　有一次，一群同學興起念頭要捉弄他，故意問他金字塔的故事，他傻傻地以為大家有興趣，口沫橫飛滔滔不絕講個沒完，在場的同學卻哄堂大笑，搞了半天他才弄懂別人是故意取笑他。這種情緒累積到一定程度後，每隔一段時間他就會莫名其妙大發脾氣，摔壞全班椅子，導致人際關係變得更差。

　　這孩子後來憑著優異成績保送進入高中，升高二那一年暑假回診，醫師問他最近好不好，他承認自己的人際關係沒有特別改善，但是高中同學比較友善，不會那麼粗魯，不再有人故意戲弄他。

　　這則故事說明了人際關係是有階段性的，也許在未來的人生過程中，這孩子的人際關係無法大幅進步，但只要身處的環境是友善的，他的行為表現也會得到改善。他們或許不適合擔任業務員或從事服務業，但如果是工程師、研究員、教授、醫師等需要專業技術的職業，工作表現不

需要太依靠人際關係或口語交流能力，他們就可以發揮所長，活出屬於自己的人生。

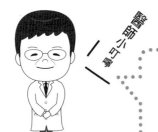

畢醫師小叮嚀

自閉症患者的人際問題需要社會大眾多體諒包容，只要環境友善，他們就可以學習與人共處，逐漸穩定和進步。

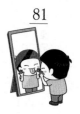

語言和溝通的障礙

　　從心理發展能力來看，一般孩子在六個月大就能夠和大人有互相注視、微笑、遊戲、模仿、依附等互動的行為，大約在一歲左右開始學習講話。而自閉兒的語言發展普遍比較落後，通常二、三歲還不太會說話。研究顯示，高達50%的自閉兒無法發展出具有溝通功能的語言能力。

　　語言發展和認知發展之間有密切關係。在學會說話之前，一般孩子會模仿父母的語言及行為，從而建立對日常生活事務的理解能力。自閉兒的認知理解能力發展比較慢，無法瞭解父母的語言或行為，也不會有模仿的動作，若想要某樣東西，只會不出聲的用手指著東西，如果呼喚他的名字，他彷彿沒聽到，不知道是在叫他，也無法回應父母要求的簡單指令。

　　自閉症患者的語言困難，主要在於無法適情適時適地運用自如。即使有語言能力，往往也會咬字不清楚，發出令人無法理解的語音，聲調缺乏變化，內容缺乏彈性和想像力，或發明特殊的語句用法及詞彙，意義難以辨識，旁人無法理解。

　　高功能自閉症兒童的語言發展，基本上是沒問題的，

但普遍缺乏想像，也因為無法理解別人的情感，而缺少雙向的交流互動。

　　進入小學之後，高功能自閉兒開始面臨語言發展障礙的另一種問題，他們可以靠記憶力輕易寫生字、背誦解釋、挑錯字，但是碰到需要想像力和創造力的造句、作文時，因為無法理解文字背後所描述的抽象事物及意義，造句的用字遣詞會出現許多錯誤，作文也會出現不斷重複的句子。

　　這種缺陷會一直延續到成年。他們能夠認識很多文字和詞彙，卻無法活用語言，在閱讀上也有類似困境，因為缺乏對文字意涵的理解力，他們可以看得懂小說故事，卻無法理解書中主角的情感、心理和行為。

醫｜學｜小｜常｜識

自閉症兒在語言和溝通上的主要行為特徵：

1. 在瞭解他人的口語和肢體語言方面，有程度不同的困難度。
2. 常表現出鸚鵡式仿說、代名詞反轉、答非所問、聲調缺乏變化等語言特徵。
3. 有些孩子缺乏語言能力，無法清晰說出有意義的話語，也無法表達自己。
4. 缺乏對他人情感和情緒的理解，無法透過語言和肢體，與他人交流互動。
5. 對文字意涵缺乏理解力，閱讀時，可以看懂故事，卻無法瞭解故事主角的行為動機和情感。

行為的同一性

　　自閉症孩子會有固定的、重複的行為模式。有些孩子對日常生活的細節特別要求，如固定的睡覺儀式、看固定的電視節目、出門走固定的路線、每週有固定的活動行程，或只吃媽媽拿給他的食物、只吃某幾樣食物等。有些孩子則是每天重複問一個同樣的問題，堅持父母要用固定的方式回答，若不配合就會暴怒、大吼大叫。

　　有些孩子對於玩具或遊戲自有一套獨鍾的特殊玩法，或專注在玩具的某個零件上。年幼的自閉兒偏好會旋轉、發亮、發出聲音的東西，如轉圈圈、寶特瓶、沖水馬桶、撕紙、沙子等。一般小孩玩模型車，會幻想車子奔馳的情境，並模仿引擎聲，自閉症兒童的玩法卻不同，會把模型車倒過來，專注在玩輪子，或注視車輪轉動，或把車子排成整齊的一列，不會去玩想像力的遊戲。

　　每一位自閉兒都有自己的特殊行為。我在門診遇見一位小朋友很喜歡用手轉東西，無法停止，任何東西在他手上總有辦法旋轉起來，他覺得這樣很好玩，旋轉的動作刺激視覺上的快感，有運動暈眩的感覺。長大後這些行為會逐漸消失，轉而沉迷於蒐集塑膠袋、廣告紙、時刻表，或

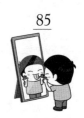

拆卸鐘錶、收音機等機械。

　　自閉症孩子對於感興趣的事情會全心全意投入。遊戲時總是自己一個人玩，不會玩角色扮演的遊戲。喜好機械式、反覆性的方式，無法像一般孩子會去模仿、想像。對於光影、氣味、觸感、聲音有偏好。會發亮、閃爍的東西總能吸引自閉症孩子的注意力，如霓虹燈、紅綠燈等交通號誌；喜歡照鏡子、對鏡子扮鬼臉。喜歡踮腳尖走路，

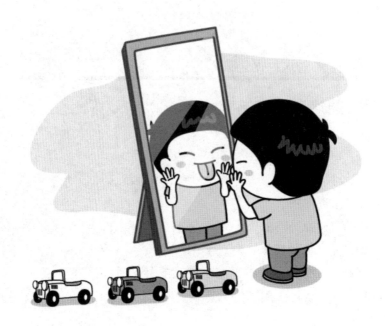

拍打手，搖晃手或手指，扭曲手指頭，一直盯著手或某樣東西看好長一段時間。坐著或站著的時候，身體會前後搖晃，或快速地跑來跑去；喜歡拍打、踢、咬、摳自己身體的某個部位。

醫│學│小│常│識

自閉症兒的行為同一性：

1. 和一般兒童不同的固定習慣或玩法。
2. 出門走一定路線，特殊固定的衣食住行習慣，環境布置固定。
3. 狹窄而特殊的興趣。
4. 玩法單調反覆，缺乏變化。
5. 稍有改變，就不能接受而抗拒、哭鬧。

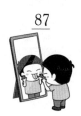

發展停滯與退化的嚴重性

很多自閉兒的父母都是在孩子三、四歲之後,才察覺出異狀,前來求醫。門診時,常常聽到父母親無法理解小寶貝在一、二歲時明明各方面都很正常,會說話、會跟人打招呼,也會主動找人玩耍,後來為何變成了自閉症?在孩子的成長過程中,到底哪個環節出了問題,讓原本健康無礙的孩子,彷彿被一隻神祕的手啟動了致病密碼,突然出現發展停滯或退化的現象,原本已經發展出來的能力,為何全消失不見了?

研究資料顯示,自閉症兒童中,將近一半有發展停滯或退化的現象。多半是語言能力率先出現退化,伴隨著社交退縮、眼神交會減少、喪失對他人語言的反應能力。這種現象經常發生在大約十五個月到十九個月大的時候。

醫界原本認為,自閉症在嬰兒出生時就已經存在,因此不太相信一歲半以前完全正常的嬰兒,會突然出現發展停滯或退化,推測是家長的記憶錯誤,或是因為頭胎的生養經驗不足,而有了錯誤判斷。為了排除家長記憶錯誤所造成的干擾因素,90年代的追蹤調查研究,讓醫界驚訝地發現,發展停滯與退化的現象確實是存在的。

　　這個研究的做法是追蹤高危險群的小孩，挑選自閉症患者的弟弟妹妹為追蹤對象，在他們出生後立即展開行為記錄，每隔幾個月進行一次評估。研究證實這些高危險群孩子有一半以上出現退化或停滯的現象。他們在一歲以前發展正常，幾乎看不出來有自閉症，但到了一歲半之後，原有的語言、互動等能力出現了變化，逐漸呈現出典型自閉症的症狀。

　　愈來愈多的臨床案例也顯示，發展停滯或發展退化的情況不是特例。一個原本健康穩定發展的嬰兒為何會突然退化，甚至變成自閉症？目前尚不清楚，這也讓醫界感到困惑和憂心。

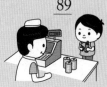

89

【第四章】

自閉症的診斷

自閉症並不限於孩提階段才能診斷，
任何年齡都可以到醫院求診。
及早接受治療與行為訓練，
對自閉症孩子絕對大有幫助。

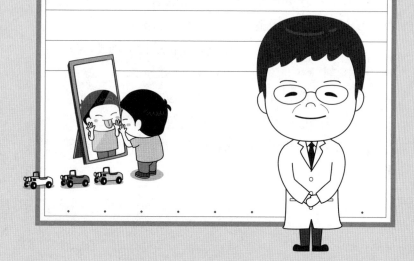

DSM-5的最新分類標準

關於自閉症行為特徵的分類，到了2013年5月，美國精神醫學會（American Psychiatric Association, APA）出版的《精神疾病診斷及統計手冊》第五版（The Diagnostic and Statistical Manual of Mental Disorders，簡稱DSM-5），有了一些新的修正，將「心理發展障礙」歸於「神經發展障礙」，並將原本的三個臨床診斷標準：「1. 人際關係的障礙；2. 語言和溝通的障礙；3. 行為的同一性」，合併為兩個臨床診斷：「1. 社交溝通及社會互動上的缺損；2. 固定的興趣及重複的行為」。而且在這兩個類別內，皆依嚴重程度而分為三級（請參考下方列表）。

新的診斷觀念認為，人際關係和語言溝通上的缺陷，無法分開討論，所以合併成同一個類別來進行診斷。而且，語言的缺陷並非自閉症特有，也不是出現在所有自閉症身上（例如亞斯柏格症患者通常有較佳的語言功能），所以語言障礙只是影響自閉症症狀的因素，而非診斷的標準之一。

DSM-5的最新診斷標準，簡述如下：

· 社交溝通及社會互動上的缺損

　1. 在社交情緒的互動上缺損

　　嚴重程度從異常社交接觸及無法雙向對談；到較少興趣、情緒或情感的分享；到無法啟始社交互動，或無法對社交互動反應。

　2. 在社會互動上，非語言溝通行為的缺損

　　嚴重程度從整合不良的語言及非語言溝通；到眼神注視及肢體語言異常，或無法理解及使用手勢、姿勢；到完全缺乏臉部表情及非語言溝通。

　3. 發展、維持及瞭解人際關係的缺損

　　嚴重程度從無法調整行為以符合各種社交情境；到分享想像性遊戲及交朋友方面有困難；到對同儕完全缺乏興趣。

· 行為、興趣或活動的侷限、重複形式

　1. 常同性或重複的動作、物品使用、或言語。

　2. 堅持同一性，過度執著於常規，或儀式化的使用語言或非語言的行為。

　3. 非常侷限及固定的興趣，強度或焦點異常。

　4. 對於感覺刺激的輸入過度反應或反應不足，或對於環

境中的感覺刺激有異常興趣。

· 症狀必須在發展早期出現（但症狀可能不會完全顯現，直到環境或情境中的社交要求超出其受限的能力，或晚期時因學習策略而得以掩飾）。

· 症狀造成眼下在社交、職業或其他重要領域的功能，臨床上顯著缺損。

根據自閉症症狀的嚴重程度，分級如下：

自閉症類疾患的嚴重程度	社交溝通	侷限重複性的行為
程度三 需要非常大量的協助	語言及非語言能力的社交溝通技巧嚴重缺損，嚴重影響社交互動；在啟始社交互動方面有極大困難，對於他人啟始的社交互動鮮少有回應。	行為缺乏彈性、極難以面對改變、或其他侷促重複行為明顯的影響所有領域的功能。當其焦點或行動被改變時，會顯得非常受挫、非常困難。

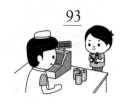

	語言及非語言能力的社交溝通技巧明顯的缺損，即使在支持的環境下，也會出現社交互動的缺損；在啟始社交互動方面有困難，對於他人起始的社交互動較少或出現異常的回應。	經常出現行為的缺乏彈性、難以面對改變、或其他侷促重複行為，連一般人都看得出來，且在多種情境下，明顯的干擾功能。當其焦點或行動被改變時，會顯得受挫、很困難。
程度二 需要大量的協助		
程度一 需要協助	在沒有他人協助的情形下，在社交互動上會出現顯而易見的缺損；在主動啟始社交互動方面有困難，回應他人啟始的社交互動時，會出現異常的情形；可能會出現對於社交互動不感興趣的情形。	在一種或多種的情境下，行為的缺乏彈性，明顯干擾功能。活動之間難以轉換。組織或計畫的困難造成獨立上的妨礙。

　　此外，DSM-5也修正了自閉症的族群分類。我們將在後文中詳加說明。

從廣泛性發展障礙到自閉症光譜

什麼是自閉症？不會說話、不理人、愛轉圈圈⋯⋯這就是自閉症嗎？臨床門診看得愈多、診斷得愈多，對自閉症的複雜多變反而愈覺困惑。有的孩子背誦電視廣告一字不漏，卻正眼都不看人一眼，這是自閉症；有的孩子整天黏著媽媽，隨時要媽媽抱著、和媽媽形影不離，這也是自閉症；那麼，當孩子開始學會說話、願意看人，自閉症的確診是否可以取消、刪除？

自從肯納博士提出自閉症這個疾病之後，七十年來，診斷標準一直不斷修正和變動，有一陣子特別嚴謹，於是自閉症就成了嚴重而罕見的疾病，有一陣子又變得比較寬鬆，於是所有「怪怪的」孩子都可以歸類到自閉症名下，讓這個族群的人口突然大增。

近幾年來，世界衛生組織及美國精神醫學會的診斷標準漸趨於一致，自閉症的診斷已經達到相當程度的共識。

在疾病分類上，自閉症是屬於「廣泛性發展障礙」，共有五個類別，其中有三類跟自閉症相關：

典型自閉症（autistic disorder）

通常在三歲之前就出現明顯症狀，包括社會互動、語言溝通、想像性遊戲、固定行為等障礙，有狹隘而特定的興趣。

亞斯伯格症（Asperger syndrome）

這群兒童在早期發展上，語言及認知發展沒有太明顯的落後。主要症狀在於社交溝通的缺損，交談技巧非常拙劣，無法順暢使用社交語言，理解和表達情緒有困難。也會有侷限且重複的興趣和活動模式，此特徵和典型自閉症一樣。

非典型自閉症（atypical autism）

有些兒童的發病年齡較晚，在三歲以後才表現出來。有些兒童的症狀不完全符合自閉症診斷的三項要素，也不屬於亞斯伯格症。其中一種例子是發生在極重度智能不足患者，因為其功能非常低，導致無法診斷出自閉症所屬的特定偏差行為。簡單來說，如果診斷不符合上述兩類，症狀卻有重疊，而且呈現心理發展上或生活上的功能障礙，就歸類在非典型自閉症。

雷特症候群（Rett syndrome）

只發生在女童身上。原本發展正常，一到兩歲時開始呈現多方面的退化，通常最先注意到的是肌肉失去張力，四肢萎縮，精細動作與大動作失調，不自主流口水等特徵。與自閉症的一些症狀雷同，如迴避視線、反覆扭絞手指、強烈固著行為，有時會有痙攣、癲癇，但絕大部分沒有語言及社會互動能力，智能低下，無生活自理能力。目前已確認其遺傳上有缺陷的基因位置，和自閉症顯然不同。

兒童期崩解症（childhood disintegrative disorder）

是相當罕見的疾病。在二歲之前發展正常，病發之後，語言能力的崩解特別明顯，通常會失去生活自理能力，大小便失禁，智力逐漸下降，神經系統出現障礙，常常有癲癇症狀，偶而出現幻覺、幻聽或自傷行為。鮮少能夠痊癒恢復。

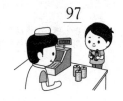

DSM-5的重大修正：取消亞斯伯格症

在DSM-5中，針對上述分類，也有了新的修正，由「廣泛性發展障礙」（PDD） 改為「自閉症類群障礙」（Autism Spectrum Disorder, ASD），將上述五個類別全部取消，除了雷特症候群之外，其餘四類都歸屬於自閉症光譜之下。

新的診斷觀念認為自閉症的行為和症狀，就像光譜分佈的連續現象。DSM-5的負責團隊認為，這樣的診斷描述及分級將更貼切反映整個DSM-5強調層面式（dimensional） 的思考，另一方面也反映過去數十年關於自閉症之異質性、多層面、及光譜分佈式的特徵表現的研究成果。

由於亞斯伯格症患者日益增多，DSM-5取消亞斯伯格症的獨立診斷，引起許多爭議，許多家長擔心會影響到孩子接受診斷和治療的權利。

面對社會大眾的疑慮，DSM的官方網站特別做了以下的聲明：「研究發現，臨床診斷時對這些次類別的界線十分模糊，跨醫療院所之間對同樣的症狀常有不同的診斷。表示這幾項類別可能並不是截然不同的型態，而只是輕重

程度不同的症狀，因此沒有區分為不同類別的必要。」

　　此外，美國精神醫學會也強調：類別的取消並不是為了降低診斷人數，已經被診斷為亞斯伯格症的患者，任何權益絕不會因而受損。學會並以數據來減輕人們的疑慮：一項田野研究顯示，依據DSM-5所鑑定出來的自閉症兒童，有91％和以DSM-IV鑑定的結果是重疊的，表示新的診斷標準並不會降低鑑定的敏感度。

　　雖然DSM團隊一再保證：取消類別並不會將亞斯伯格患者排除於診斷之外，而是放在一個涵蓋較廣的病名之下，但是，家長們擔心的另一件事是，消除病名仍可能會影響到未來科學界對亞斯伯格的研究興趣與瞭解，讓它漸漸式微。全美國最具知名度的自閉症患者，任教於科羅拉多大學的動物學家天寶在接受《紐約時報》訪談時就表示：「亞斯伯格症已經是深植人心的一個名詞，不應該將它拋棄，同時，亞斯伯格的社群是一個很大的團體，這就值得將這項診斷留在DSM中」。

　　對台灣的讀友和患者來說，DSM-5是否會帶來類似的爭議和困擾？可能需要一段時間觀察。不過，我是認為不需要太擔心。因為自閉症無法依靠醫學檢驗來診斷（例如驗血、超音波檢查），還是要從行為觀察來進行臨床診

斷，亞斯伯格患者確實擁有許多自閉症的相關症狀，在治療的權益上，應該不會受到太大的影響。

適當的診斷年齡

　　DSM-5不再如DSM-IV規定症狀須於三歲前出現，而僅註明症狀須於兒童早期出現，但特別指出「有可能在社會互動上的挑戰超過其有限的能力時才完全呈現」。

　　主要症狀的分類，從DSM-IV的三大特徵改為兩大特徵，也就是將原本的社交互動缺損與溝通缺損二者歸為同一大類，而侷限重複行為及興趣本身仍為另一大類之特徵。

1. 在社交及溝通缺損方面的症狀，將DSM-IV之症狀描述重新整理，分為社會情緒相互性缺損、社交用的非語言溝通行為缺損，以及發展與維繫關係的能力缺損等三類。

2. 在侷限重複行為及興趣方面的症狀，除保有DSM-IV原已納入的行為特徵外，首次清楚標明「對感覺刺激過高或過低的反應性」為感覺症狀的一部分。

　　由於自閉症患者的能力表現變異性很大，並非所有案例都可以在三歲以前成功診斷出來。許多非典型患者經常在家庭、學校和醫院之間奔波遊走，卻無法得到一致性的

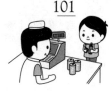

診斷結果，甚至某些症狀算不算自閉症，連醫界也意見分歧，莫衷一是。對於診斷困難的個案，不少醫師都有這樣的臨床經驗：自己在同一份病歷表上，於不同時間註載了不同的診斷名稱。

自閉症並不限於孩提階段才能診斷，任何年齡都可以到醫院來求診。有些能力表現傑出的高功能自閉症患者，甚至在成年以後才意識到自己存在已久的症狀，前來向醫師尋求確認。碰到這種情況，醫師會跟他一起追溯兒童階段的早期症狀，尋找可以幫助診斷的蛛絲馬跡。

我曾經碰過一名三十多歲才確診出來的亞斯伯格症患者。這位患者從小數理能力優異，高中考上職業學校，高一時就把普通高中三年的數學自修K完，高三時又讀完大學數學系的課程內容。看到這裡，許多人一定以為他的在校成績名列前茅，實情卻非如此，他的成績始終不太好，原因在於他不喜歡聽從老師的指示，也不願意完成老師規定的作業，他對別人交代的事情通通沒興趣，只做自己想做的事情，成績分數當然很低。

這是非常典型的行為：不喜歡聽從指示和命令，無法理解和遵從團體的規則。

高工畢業後，他先後考上兩所大學，通通沒辦法畢

業。大學肄業以同等學歷報考研究所，分別考取理工和哲學研究所，情況還是一樣，他不願意去做老師交代的實驗，拿不到分數，沒辦法拿到學位，即將去當兵。

門診時，我問他這輩子有幾個好朋友？他想了想，回答只有一位，就是那位診斷出他是亞斯伯格症的醫師。從小到大，老師、同學和家人全都把他當成怪胎，他也從來沒有結交到談得來的好朋友，只有那位醫師是極少數真正懂得他的人。

隨著兒童門診的普及，以及少子化社會的來臨，父母對孩子的關注較深，發現孩子有問題的年齡已經大幅提前。及早發現，及早接受治療與行為訓練，對自閉症孩子絕對是最好的開始。

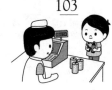

平常與異常的界線

自閉症的臨床診斷,以觀察人際關係為主,其他因素是比較次要的。但是,人際關係的笨拙和焦慮,每個人多少都有,要如何判斷一般人與異常的分界?許多「怪怪的」性格和行為,是否可以歸類進來呢?

舉例來說,當我們進入陌生環境,內心通常會緊張不安,甚至手足無措,不知如何是好,有人會緊張到行為怪異起來,例如動物學家天寶博士遇到壓力會躲進箱子裡尋求安全穩定的感覺,這種類似的行為在一般人身上也會出現,只是程度的差別而已(例如一定要抱著熟悉的毯子才可以睡覺)。

還有個常見的例子是參加婚禮時,如果不認識同桌的人,常常你瞪我、我瞪你,找不到話題可以聊,感覺很尷尬。現在智慧型手機普及,很多人就變成低頭族,各自忙著發簡訊、上臉書打卡聊天。在需要社交互動的熱鬧公眾場合裡,卻刻意孤立和抽離自己,依附在小小的網路世界裡,這樣的舉動算不算「怪怪的」?這樣是沒問題的嗎?

網際網路的發達,為人類生活型態帶來巨大影響,人際關係和溝通模式也產生很大的轉變。網路世代的年輕人

不喜歡出門，在家都躲在自己房間裡，不愛搭理父母或家人，在現實生活中與人互動的社交能力愈來愈遲鈍，說話變得結結巴巴，對很多事情都意興闌珊，可是只要打開電腦，精神就來了，好像變成另一個人，朋友全在線上虛擬遊戲的那一端，可以掛在網路上徹夜直到天明，這種「怪怪的」情況，跟非典型自閉症是否也有幾分類似？

臨床診斷的主要關鍵，在於這些「怪怪的」行為是否造成功能性的障礙，是否會影響在家庭、學校、職場上的人際關係。有些孩子從小不肯吃蔬菜，父母把蔬菜切碎拌在飯裡面，他們還是有辦法把蔬菜全部挑出來，這樣算不算是固著性行為？簡單來說，除非不吃青菜的行為導致了嚴重營養不良或引發疾病，才算是有了功能性障礙。如果不吃蔬菜而缺乏的營養素，可以透過其他食品補充，沒有造成健康上的困擾，就還在可接受範圍。

自閉症的診斷還有一個常見的困擾，就是它的症狀會隨著年齡而不斷變化。例如孩子在兩歲時完全不看人、不理人、不會說話、愛轉圈圈，到了六歲，開始會說簡單的話，會注意人，但不知道如何和同齡孩子玩遊戲，不再轉圈，卻開始迷戀於熟記及辨認汽車廠牌。有些孩子在年紀稍長後，發展能力又幾近正常。在病與非病之間，確實存

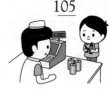

在著模糊的灰色地帶。

很多父母最關心的是，自閉兒長大以後，病情會不會好轉？這是很難回答的問題。每個孩子的發展和進步程度難以預測，有些父母在飽受挫折灰心之餘，突然驚訝地看到孩子有所進步，也有些父母的經驗剛好相反。

如果讀過天寶博士的自傳《星星的孩子》，會發現天寶這位重度自閉症患者不斷成長進步，她四歲才學會說話，老師曾經視她為智能障礙和麻煩人物，後來卻可以教書、演說和寫作，完全自立生活，對社會有偉大貢獻，雖然她身上還是流露出明顯的症狀，但生活能力卻幾乎與常人無異。這當然主要是靠她的自覺與持續的努力。她的故事帶給許多父母和患者很大的鼓舞，也模糊了自閉症與常人之間的界線，刺激我們產生新的眼光和思考。

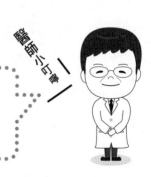

醫師小叮嚀

經由治療與行為訓練，自閉症孩子還是有機會自立生活。

心理理論的測試

　　所謂的「心理理論」，用簡單易懂的說法，或許可以稱之為「讀心術」，也就是站在他人的角度去體會對方的想法和行動。如果無法成功發展出心理理論的能力，就無法瞭解別人，也較難在社會上和團體中生存。這正是自閉症患者面臨的困境之一。

　　以下有幾題小測驗，猜猜看你的答案是什麼？在此必須先澄清，答對不代表聰明，答錯也不是笨，這些測驗的重點在於比較自閉症與一般人的不同之處。科學家在進行測驗時，除了檢視答案的正確與否，也會在自閉症患者的頭部戴上儀器，以瞭解自閉症患者的腦部運作情形。

（第一題）莎莉會在哪裡找球？

一般來說，年滿五歲以上的兒童，有九成可以正確回答「在籃子裡」。同樣擁有五歲語言能力的自閉症兒童，卻有超過九成都回答「在箱子裡」，僅有不到一成答對。

詢問自閉症兒童：「為何莎莉會在箱子裡找球？」他們根據自己眼睛所看到的，認為球已經放在箱子裡，莎莉當然應該到箱子裡找球。

即使提醒他們：「安把球放入箱子時，莎莉有在旁邊嗎？莎莉知不知道球已經移到箱子裡？那麼莎莉會在哪裡找球呢？」得到的答案還是一樣：「在箱子裡。」他們的理由仍舊是：「球已經在箱子裡了啊。」

自閉症兒童可以聽得懂這個題目，理解能力沒有問題，他們也知道安在莎莉不在場時把球移到箱子裡去，癥結在於他們無法站在莎莉的立場去思考這個問題，只會從自己的角度來回答。

（第二題）相片上，貓在哪裡？

這張圖跟上一題類似，貓本來是放在椅子上，後來茱莉的爸爸將牠移到床上，因此，照片中的貓在哪裡？答案是「在椅子上」。

（第一題）莎莉會在哪裡找球？

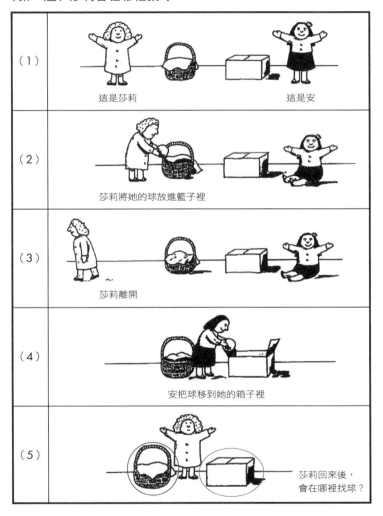

（1）	這是莎莉　　　　　　　　　　這是安
（2）	莎莉將她的球放進籃子裡
（3）	莎莉離開
（4）	安把球移到她的箱子裡
（5）	莎莉回來後，會在哪裡找球？

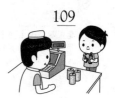

（第二題）相片上，貓在哪裡？

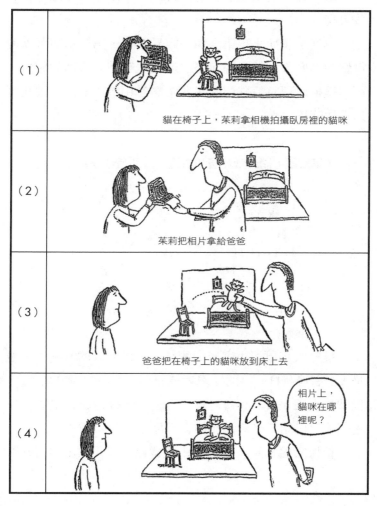

（1）	貓在椅子上，茱莉拿相機拍攝臥房裡的貓咪
（2）	茱莉把相片拿給爸爸
（3）	爸爸把在椅子上的貓咪放到床上去
（4）	相片上，貓咪在哪裡呢？

　　這一題，自閉症小孩不但答對，正確率甚至比一般小孩更高。

　　為何自閉症小孩第一題不容易答對，第二題卻可以答得好呢？原因在於自閉症小孩無法理解別人心裡的想法，卻對機械原理有特殊偏好，非常熟悉相機的操作，因此可以很快回答。

　　（第三題）請分辨左邊和右邊，分別是什麼字？

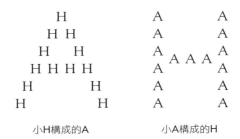

小H構成的A　　　　　　小A構成的H

　　這是大字母與小字母的測試。大部分人的答案：左邊是A、右邊是H。自閉症患者通常最先回答小字的部分，也就是左邊是H、右邊是A。一般人比較先注意整體，忽略細節，自閉症患者卻比較容易專注於細節部分。

　　根據實驗結果，自閉症小孩會比一般小孩表現得好。

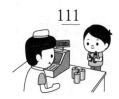

（第四題）請回答下列圖片的問題：

（1）		能不能從右邊的圖案中找到左邊的圖形？
（2）		左右兩個圓形是否一樣大？
（3）		左圖中，上下兩條橫線哪一條長？
（4）		左圖中，上下兩條直線是平行的嗎？
（5）		左圖中，右邊的斜線應該接左邊的哪一條？

一般人在看這些圖片時，容易受到周邊訊息干擾而產生錯覺，自閉症小孩比較不會受到干擾，答對率高，答題速度也快。

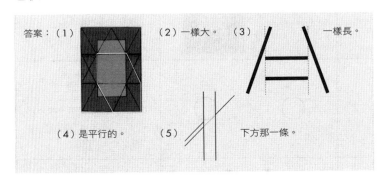

（第五題）眼神追蹤：

呈現一系列的眼神圖片，請受測者回答，這些眼神代表哪些情緒？例如：恐懼的；善良的；悲傷的；友好的；不安的；指使的；焦慮的等等。

結果發現，自閉症患者較難判斷人們的臉色，也無法從他人的眼神去判讀情緒訊息，這會造成人際關係的障礙，因為他們不會看臉色，也無法閱讀別人的非語言訊息，不是顯得過度坦率到白目，就是讓人誤以為他們冷酷、沒有同理心，人際技巧很笨拙。

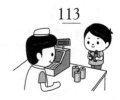

（第五題）眼神追蹤：

（1）		a. 嫉妒的。　　　c. 放鬆的。 b. 恐懼的。　　　d. 憎恨。
（2）		a. 憎恨。　　　　c. 善良的。 b. 驚訝。　　　　d. 作對。
（3）		a. 不厚道的。　　c. 令人驚訝的。 b. 作對。　　　　d. 悲傷的。
（4）		a. 友好的。　　　c. 令人驚訝的。 b. 悲傷的。　　　d. 焦慮的。
（5）		a. 放鬆的。　　　c. 令人驚訝的。 b. 不安的。　　　d. 興奮的。
（6）		a. 感覺抱歉。　　c. 開玩笑的。 b. 讓某人做某事　d. 放鬆的。
（7）		a. 憎恨。　　　　c. 焦慮的。 b. 不厚道的。　　d. 無聊的。

答案：（1）b.恐懼的。（2）c.善良的。（3）d.悲傷的。（4）a.友好的。
（5）b.不安的。（6）b.讓某人做某事。（7）c.焦慮的。

以上測驗不只可以辨識出自閉症患者，更重要的是，幫助人們更瞭解自閉症在同理心與抽象思考上的困難，他們無法設身處地為他人著想，這是自閉症患者天生的障礙，多數人們不理解這一點，造成誤解，使自閉症在社交互動上愈來愈孤立無援。透過這些測驗，希望可以改善自閉症患者在社會上的處境。

醫｜學｜小｜常｜識

什麼是心理理論測驗？

這個測驗最早是在1970、1980年代設計出來的題目，可用來測量不同兒童的「心理理論」發展程度。受測者分成三組：一般小孩、自閉症小孩、唐氏症小孩。唐氏症小孩與一般小孩的表現一樣，但自閉症小孩特別容易在「莎莉會在哪裡找球？」這個題目上出錯。

大腦辨識區塊檢測

　　還有一些測驗，是拿兩張一組的各種照片，讓受測者辨認，這兩張照片是不是同一個人、或同一樣東西。

　　結果發現，在辨認物體時，自閉症患者和一般人差不多，但是，在辨認人臉時，自閉症患者就有較大困難。

　　關於辨認人臉這件事，我可以舉一個例子來說明：假設我們剛到美國唸書，下課後同學互相介紹認識，從我們的角度看，碧髮藍眼的外國人每個都長得很像，回家後能夠記住的臉孔所剩不多。三個月之後，再介紹新同學給你認識，你就比較容易記住新面孔，因為你每天在學校與外國同學互動，已經建立了一套新的認知系統，學會很快分辨外國人的臉。

　　你知道我們是如何辨識人臉的嗎？通常，我們的視線焦點會先落在髮線的地方。電影裡的易容術，當演員要卸除裝扮的第一個動作，總是伸手去拔除髮線處的頭髮，當髮線一旦改變，我們辨識人臉的習慣就受到干擾，第一時間不容易認出來。因此，電影裡的壞蛋在易容時，若變成禿頭，將最難被認出來。

　　眼睛，也是辨識人臉的另一個重點部位。東方人全是

〔圖八〕 辨認人臉和物件時，腦部的活動區域

	辨識人臉時，腦部梭狀迴的反應。 如圖中框框的位置。	辨識無生命物體時，腦部顳葉區的反應。 如圖中框框的位置。
正常對照組一	A	B
正常對照組二	C	D
自閉症患者	E	F

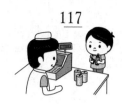

黑眼珠、單眼皮，對西方人來說，少了眼睛顏色和形狀的線索，是很困難辨認的。

如〔圖八〕所示，在辨識人臉時，我們主要是使用大腦的梭狀迴（fusiform gyrus）的區域；辨識無生命物體時，則是使用顳葉區（inferior temporal gyrus），兩者都是位於大腦內側的枕葉與顳葉交界處。

辨識人臉時，如圖A和圖C的框框內，梭狀迴區域的血氧濃度升高，使大腦活化起來；在辨識物體時，如圖B和D的框框內，顳葉區的大腦會活化起來。

自閉症患者在辨識物體時，大腦的顳葉區活化，如圖F的框框，與一般人沒有太大差別；可是在辨識人臉時，圖E的框框內，梭狀迴沒有反應，但顳葉區卻活化了起來，這顯示自閉症患者是使用物體辨識的區塊來辨識陌生人的臉部。

用核磁共振來觀察自閉症患者的大腦情況，確實發現，不論是辨認人臉或物體，活化的區域都是在顳葉區。這可能與自閉症患者較難辨識陌生人臉孔、無法理解人臉部表情的訊息有關。臉孔的辨識，以及看懂臉部表達的情緒，關係著社交人際溝通的能力，此方面的缺憾不管是輕微或是嚴重，都顯露出社交能力的困難。

　　根據核磁共振、腦波檢查所得到的資訊，並無法確定
這種腦部功能的異常是先天性的，還是後天疾病所引起。
也有人推測自閉症患者從小不看人的臉，梭狀迴區域沒有
獲得充分的刺激和練習，才會發育不良。無論如何，此實
驗證實了自閉症患者的人際困境，與腦部有關。

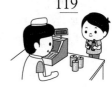

智力、教育程度與自閉症的關連

英國劍橋大學自閉症研究中心曾發表一份令人深思的研究成果。研究者編製了一份「自閉傾向量表」（Autism-spectrum Quotient, AQ），讓受試者回答五十個題目，用以檢測自閉症的五種特徵：社交技巧、注意力轉移、注意細節、溝通、想像力。

研究對象分成三組：亞斯伯格症及高功能自閉症患者、一般組、大學生。研究目的在探討成年人的平均智力、教育程度與自閉症的關係。

結果顯示，一般組和大學生的AQ得分沒有顯著差異，但明顯低於亞斯伯格症及高功能自閉症組。以性別比較，各組男性得分普遍較高，女生較低。

研究證實，智商和教育程度並不影響AQ，自閉症與智力、教育程度沒有關係，但是不同科系之間卻有很大的不同。科學相關科系（數學、電腦、工程、理學院）的AQ顯著高於人文科系（語文、文學、法律、哲學、神學、歷史、音樂）及社會科學科系（地理、經濟、社會、政治、考古、人類學、管理）。

研究者並徵求得分四十分以上的十一名大學生（都是

科學相關科系）進行臨床會談，其中有七名符合高功能自
閉症或亞斯伯格症的診斷標準（不過因為缺乏父母提供的
身心發展資料，研究時亦無明顯心理困擾，故診斷不能成
立）。許多人算是校園內的特殊人物，不喜歡社交，有被
欺負孤立的經驗，幾乎沒有知心好友，他們全心全意專注
在擅長的領域，日子過得怡然自得，充滿成就感。

　　自閉傾向量表告訴我們：世界上有許多人或多或少都
有自閉症的特質，只是還不到被診斷為自閉症的程度。

　　根據AQ的分析推論，人類的心智能力，一種是分析
及系統化，另外一種則是同理心，每個人的兩種能力有不
同分布。一般而言，女生比較有同理心，系統性分析能力
較差；男生剛好相反，比較不體貼，喜歡分析；所以有一
種說法認為自閉症是一種極度男性化的大腦。同理心差可
以解釋自閉症患者在人際溝通、想像性方面出了問題，系
統性、分析性強則可解釋特殊專長、固著性的部分，這樣
的說法雖然稍有性別歧視之嫌，但多少也解釋了自閉症患
者為何男性遠多於女性。

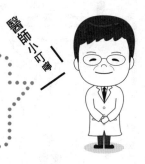

121

醫師小叮嚀

自閉症基因的分布很廣泛。也許
我們每個人或多或少都帶有一點
自閉症的特質，所以若被稱為
「怪咖」，也不要太生氣喔！

【第五章】

自閉症的治療

自閉症不是可以吃藥就可治癒的疾病。
正確分析情緒行為的前因後果，
採取適合的處理方式，
才是最重要的治療步驟。

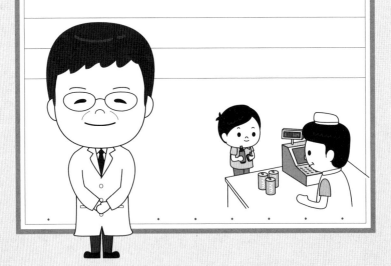

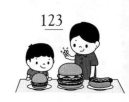

治療沒有萬靈丹

　　網際網路上充斥著上百種標榜有效治療自閉症的方法，有些甚至宣稱能根治自閉症，讓焦慮的父母忍不住想要嘗試，但又怕美夢成空。

　　一種疾病會發展出琳瑯滿目的治療祕方，正說明了它是不容易治療的，而且坊間相關自閉症的大多數療法都是無效的。事實上，能夠治療的疾病，方法都很明確簡單，例如要治療高血壓，就是吃降血壓的藥物，治療糖尿病就是施打胰島素，絕不會三天兩頭就有最新研究發表，宣稱有重大發現。

　　自閉症並不是可以吃藥治癒的疾病。自閉症常伴隨有妥瑞氏症、癲癇、過動、發聲性抽搐或是自殘、攻擊等危險行為，若有這些症狀，需要短期或長期服用藥物，但這並不是用來治療自閉症，只是輔助性的功能，用以降低其他共病的干擾。

　　醫師針對自閉症的核心症狀和異常行為，如不理人、不溝通、尖叫、撞牆、摔東西等，也不會立刻開藥。如何正確分析這些情緒行為的前因後果，採取適合孩子的處理方式，才是最重要的治療步驟。

　　面對「無藥可醫」的窘境，父母們最關心的是，孩子接下來該怎麼辦？未來會發生什麼事情？幾年後會有哪些改變？治療到底有沒有效？……這些問題都沒有明確答案，醫生也不敢打包票，因為每個孩子的變異情況都不一樣。也許孩子兩歲時來到門診，還不會說話，過兩年就開口說話了；另一種情況則是，經過兩年積極治療，孩子卻毫無進步。這些情況都有可能，也跟父母的努力沒有絕對關係。

　　自閉症是一種會持續改變的疾病，不管有沒有治療，隨著年齡和大腦的發展，發展障礙的症狀也會跟著改變。因為每個孩子的臨床症狀不同，同一種治療方法並非對每一個孩子都有效，所以自閉症的治療是沒有萬靈丹的。

　　目前，較普遍的自閉症治療方式包括感覺統合、聽覺治療、運動治療、維他命或食物療法等，但沒有一種方法絕對有效，也還沒有任何方法得到足夠的實證研究支持。通常，只要有一些臨床個案產生療效，就會被媒體放大強調，每隔一陣子總會有某種治療方式流行一段時間，之後又流行另一種，此起彼落，讓許多父母懷抱著希望嘗試，一段時間之後，卻又再次經歷失望。

　　父母們經常有「一定要為孩子安排各式各樣的治療」

的迷思，這是錯誤的想法。自閉症並不是像癌細胞一樣可以割除了事，它是屬於患者的天生特質，很像是「個性」的東西，好比有人生性樂觀開朗，有人天生內向害羞，個性要改變並不是容易的事情，硬要扭轉孩子變成和一般人一樣，效果往往不彰。

　　與其期待孩子改變，倒不如試著去瞭解、認識、體諒、接納自閉症孩子的想法和感覺，才可以找到幫助他和鼓勵他的正確方法。自閉症患者無法表達自己，很需要他人的陪伴和理解，找到讓他可以安心的相處方式，這才是最重要的。

　　接下來是如何讓他的個性可以與環境相容，學習在家庭、學校、職場生存下去的基本技能，並接受他的侷限和特性。這是一條漫漫的學習之路，短期內不容易看到效果，只能靠父母和孩子一起攜手努力。

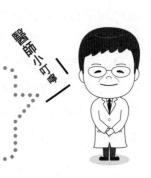

醫師小叮嚀

諱疾忌醫或病急亂投醫都不好，有完善評估與個別化的治療計劃，才是比較正確的選擇。

如何面對各種治療？

　　父母面對孩子的發展障礙，莫不想盡辦法嘗試各種治療方式，不惜投入金錢和時間，只求換回一個健健康康的孩子。提醒家長慎思慎選，貿然使用未獲證實的療法造成的潛在傷害可能更大。坊間花樣百出的治療方式，假設它真的有效，醫師們一定會熱心採用，就是因為沒有效果，醫師才不會主動告知。

　　投入任何一種治療，即使是免費的，至少也要付出時間和情感的代價。父母要先評估對孩子的效果、對家庭的可能影響、是否有隱藏的害處、是否耗費大量的時間及金錢，若結果無效，是否會打擊到你的「希望」等等。

　　有些家長想要追求神速改善的效果，參加坊間的昂貴課程，以為學費這麼高，孩子進步的幅度應該更大更好，這種期望往往最後會落空。這些療法都沒有經過嚴謹的科學實證研究，即使抱著姑且一試的心態，也要謹慎評估和考量：若再次失望，信心是否會受到打擊？是否可能產生排擠效應，影響到其他的治療計劃，錯失孩子早期療育的機會？父母最好在不影響專業治療的前提下，才去考慮其他另類療法的輔助。

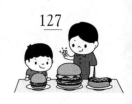

　　每一位自閉症兒童的情況都是獨特的，父母有責任檢視治療機構有沒有善待你的小孩。自閉症的治療模式要針對個案來設計，如果每個孩子的治療方式都一樣，沒有針對個案的各項能力來調整內容，就無法評估訓練效果，提醒所有家長務必要注意這個問題。

　　父母也可以自行審視醫師或治療師，看他們夠不夠專業，講述的內容有無道理。大台北地區早療評估中心林立，父母要思考這些專家有沒有給你該有的答案。經常有父母拿了一大疊早療評估報告前來詢問，光從報告就知道有些機構連孩子得了什麼疾病都講不清楚，水準參差不齊的情況屢見不鮮。

　　自閉症的問題是多重障礙，只治療單一症狀，效果不會太好，例如早療不能只治療語言障礙，而不顧及到精細動作，因為孩子的成長是整套發展起來的，不會只有發展語言或是某一個動作。而且父母也不能站在治療門外，親身參與非常重要。療育系統頂多一天八小時，孩子回到家還有很長一段時間與父母、家人相處；自閉症是社會性互動缺乏的疾病，人類的社會性互動最早是從家庭開始，倘若與家人互動不好，在外面的互動也一定不好，所以家長的認知、觀念及態度，才是最重要的。

醫｜學｜小｜常｜識

聽到特殊療法時，應該思考的問題：

1. 這個治療會不會對孩子造成傷害？
2. 這個治療在發展上是否適合孩子？
3. 治療失敗會影響孩子與家庭嗎？
4. 這個治療已獲得科學驗證了嗎？
5. 這個治療如何與孩子目前正在進行的治療計畫整合？
6. 不要對忽略功能性課程、職訓生活與社會技巧的治療太著迷。

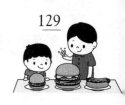

行為分析的實證研究

當我們從症狀表現、發展的觀點以及心理機制去認識自閉症，治療方向就更加明確了。目前沒有任何食物、藥物、運動、感官刺激、輔助器具可以直接治療自閉症的缺損，唯有透過目標明確的訓練計劃，以符合發展及實用互動的原則，加強能力、消除不適當的行為，才會是有效的治療。

簡單來說，治療的目標是要讓自閉症患者在他的生活環境中更適應、更獨立、更快樂。因此，若無法將字詞語言應用於對話交流、日常生活之中，光是認得幾百張圖卡是沒有意義的。在學齡期間，如何訓練孩子在團體中應對進退的基本技巧，可能遠比國語、數學的分數更重要；而電腦、繪畫、音樂的特殊才能，也需要配合衣食住行的自我照顧能力，方能有成。

行為治療是目前經過實證研究最值得推薦的治療方式。再次強調，行為治療並無法根治自閉症，也不是對所有患者都有同樣效果，但在目前的療育方法中，它的確是經過證實比較有效的方法。

近二、三十年來，科學逐漸一步步解開了自閉症神

經系統的致病密碼，掌握了更多自閉症核心行為的轉變模式，行為治療透過鼓勵嘗試和適時獎勵的設計，來改變孩子在某些特定情境下的行為，確實成功幫助了不少自閉症孩童適應家庭與學校生活，並持續進步。

最早的行為治療方案是由美國羅法斯博士（Ivar Lovaas）發展出來的，1987年羅法斯博士發表一篇研究論文，證實自閉症兒童在三歲半以前，經過有系統的反覆訓練，有些人追上了同年齡孩子應有的發展功能，回到一般教室就讀。該研究強調要由老師、父母陪同訓練，讓自閉症兒童進行重複性的步驟練習，每週約三十到四十個小時的課程，透過獎勵來加強孩子的正確行為，或藉由懲罰來遏止不正確的行為。

這套訓練將社交及生活技能分解成一系列的分段步驟，從發出指令開始，到要求孩子對指令有所反應或回答，最後強化反應。孩子必須學會該項技能的每一個步驟，才能進行下一個新技能的學習。

例如，將「如何去便利商店買東西」分解成有次序的分段動作——先去挑選要買的東西，然後準備好錢包，依序排隊等候結帳，輪到自己時，走到櫃檯等待店員結帳告知金額，拿出錢包裡的錢給店員，等待找零錢，拿出購物

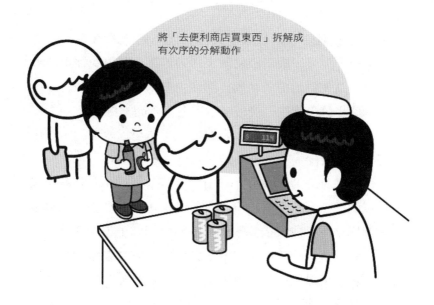

將「去便利商店買東西」拆解成
有次序的分解動作

袋把物品放進去……。

　　將每項技能分解成簡單的步驟，觀察孩子能否精熟每
個步驟，如果他在某個步驟停滯不前，表示該步驟分得不
夠細，需要再拆解成更多小步驟，以減少孩子的挫折感。

　　羅法斯研究十九名低功能的自閉兒，多介於二歲至
三歲之間，不太能使用語言表達自己。行為治療每週進行
四十小時，採一對一模式，持續兩年。兩年治療結束後，

持續追蹤到孩子滿七歲，其中有九名兒童的智商提高了三十分，進入一般班級就讀。1993年羅法斯再次提出追蹤報告，這九位治療成功的自閉症兒童到了十三歲的時候，有八位小孩仍然在一般班級中學習，智商維持增長。

這個研究結果證明了自閉症孩子是可以教導的，有可能學會在家裡、在社區裡獨立生活。

羅法斯早期實驗的作法有一些瑕疵，略受批評，但是這個方法畢竟沒有出現嚴重的錯誤，因此在經過調整後仍運用至今，成效依舊不錯。雖然每週四十小時的行為訓練，對兩歲小孩不是很容易，治療師、家長在過程中都相當辛苦，但最後得到的實驗結果十分激勵人心。

後來的研究發現，訓練時數即使減少到每週二十小時，也同樣可以獲得相當的進步效果。

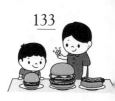

醫｜學｜小｜常｜識

面對坊間各種療法，可以思考的原則：

1. 對於任何一種新的治療方式可以抱持希望，但也要帶著懷疑。

2. 治療的目標應該是幫助孩子成為可以自立的社會成員，而非徹底治癒。

3. 小心那些聲稱「對每個患者都有效」的方法，以及自稱「有效治療」的計劃。

4. 小心那些忽略個別化需求，以及可能造成傷害的計劃。

5. 新的治療應該具體提出必要的評估程序，以確定是否適合個案，因此不管何種治療一定要根據個別評估，確定個別需求。

6. 對於各種治療及技術的爭辯比較容易流於表面化，應該盡力將其整合在整體治療中。

7. 新的治療方式往往尚未經過科學化驗證。

我的孩子需要早期療育嗎？

坊間充斥各式各樣的理論療法，每套理論都強調有成功案例，父母親往往不知道如何選擇，只能每種都去嘗試，期待有一天孩子的能力可以突飛猛進。只是時間過去，孩子一直長大，未來充滿不確定感。一位自閉兒媽媽就說：「只要聽到什麼能做的，我就去做，如果沒做的話，孩子沒有進步，我會覺得是不是因為沒有做某個療法，才讓孩子失去進步的機會。……」

一般的孩子很自然的就學會獨立生活，對自閉兒來說卻很困難，需要仔細地教導，教導者要一直動腦筋、不斷思考更細節的步驟，幫孩子串起每一個環節，而且每個自閉兒的情況不一樣，沒有百分之百的有效規則，可以一體適用。有些孩子看起來有進步，有些孩子卻退步了；有時候好不容易有了進步，一段時間又突然退步，不免讓父母懷疑孩子的程度到底在哪裡，這是門診時父母經常會詢問的問題。進步很開心，退步又惶恐，不知該怎麼辦？逼得父母一直帶小孩去做更多早療，想要找到原因，卻又不見得有答案。

其實，有些孩子就算不教，當年齡成熟到某個程度，

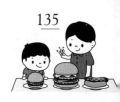

彷彿開關打開了，通了電，很多技能自然就會了。現在很流行早療，其效果如何鑑定？時數多久才夠？合理費用多少？這些疑問沒有任何專家能夠提供標準答案，我僅能提供一個基本的參考準則：「早療應該做在刀口上」。

孩子到底需不需要早療？我認為有兩種情況是不太需要早療的。第一種情況是不治療也會好。例如在沒有其他疾病的前提下，大多數兒童的表達性語言發展遲緩是可以不用治療的，所謂「大雞慢啼」，時間到了自然會開口，不治療也沒關係。第二種情況是治療了也不會有太多進步。例如唐氏症是先天多了一條染色體，智商平均五十分，即使治療長達二十年，智商也不會有太大變化，既然效果不顯著，早療的規劃就要適度。

自閉症的情況也是一樣。有些嚴重症狀無法藉由治療獲得改善，治了也不會好轉。像是有些重度自閉症的孩子，即使安排各種早療課程直到小學階段，語言及人際關係的進展仍有限，必須留在特教班。

自閉症的病程並不容易預測，有些孩子治了不會好，有的不治卻自動好轉。有些家長帶小孩來診斷一次就不再回診，在沒有任何治療介入之下，過了三年，孩子卻進步顯著，臨床上的確碰到過這樣的案例。

　　麻煩的是，醫師並無法判斷個案是屬於「治了會好」、「不治會好」、還是「治了也不容易好」的情況，因此臨床治療上一律採取早期療育的模式，想盡辦法予以治療，而臨床研究確實也發現，對大多數的孩子來說，早期療育確實有它的功效和意義。

　　人類腦部發育最旺盛的第一個階段是在學齡前。此時腦部的可塑性比較大，治療比較能夠獲得大幅度進步，如果等到七、八歲以後才治療，效果絕對不會比五、六歲前來得好。臨床經驗告訴我們，在三到五歲之間開始治療，效果更佳。

小瑀媽媽的分享

　　小瑀九個月大時，媽媽發現他對陌生人的興趣不大，不像一般小孩那樣睜大眼注視陌生人。放在床上的旋轉玩具，他幾乎不碰。經常半夜爬起來哭，哄也哄不停。曾經開口叫過爸爸媽媽，後來語言卻消失了。除了不會講話，叫他也沒有什麼反應，眼神接觸很少，不太看人，媽媽看過電影《雨人》，開始擔心小瑀是不是自閉症。

　　雖然心理早有準備，當孩子確診後，還是非常難過。小瑀媽媽說：「當媽媽的不會不接受自己的小孩。只希望

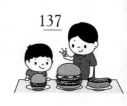

他不是症狀嚴重的那一種，希望他的發展愈來愈好，會比較放心一點。我必須一直抱著期待，如果我沒有期待，就好像我放棄了他。有學習就會有進步，步伐不見得多大，只要跨出一點點就很高興了。」

媽媽曾經每天安排滿檔的早療課程，小瑀受不了一直有人在旁邊嘰嘰喳喳，要求這不准那，又因溝通能力差，不會反應情緒，乾脆一個人跑到旁邊玩。媽媽後來看到小瑀每次都跑到一旁玩遊戲，慢慢明白是自己太急了，畢竟才三、四歲的小孩，根本負荷不了、承受不了這麼多。

醫師建議媽媽，回到家以後，最好不要扮演老師的角色，這一點對自閉症小孩很重要，他們的認知能力比較差，容易角色混淆，搞不清楚是媽媽還是治療師。某個程度要退回媽媽的角色，用媽媽的態度與他互動，不要讓孩子感覺沒有媽媽，失去安全感。

此外，醫師也提醒，自閉兒和家人之間要保持一定的距離和獨立的空間，減輕孩子壓力。有時可以鼓勵孩子看書，不是為了強迫他學習，而是要讓孩子喜歡跟大人一起看書，享受那種在一起的親密感、安全感。

最重要的是，孩子要快樂！小瑀媽媽說：「我喜歡看他很快樂！」

學齡前的加油站

　　臺灣的發展遲緩兒童早期療育系統建構得還算完善，
只要孩子有問題，可以很快得到協助，一經確診後，會轉
介進入早療系統進行評估。過去自閉症兒童診斷年齡大約
在三、四歲以後，整套服務系統推動近二十年來，以臺大
醫院為例，兒童自閉症門診的診斷年齡平均降至二歲半到
三歲之間，這顯示從通報、轉介到醫療網等環節緊密合作
的成效，尤以大臺北地區的服務較完整。

　　目前大部分醫療院所的早療評估多由復健科主責，但
是自閉症的診斷是由兒童精神科醫師負責，依法兒童精神
科醫師得以開立自閉症殘障手冊。由於坊間不少復健科診
所也提供早療服務，會聘請職能治療師駐診，因此父母在
醫院確診後，考慮地利之便，可就近在住家附近的診所治
療。

　　許多家長常疑惑地在醫院大廳徘徊，不知道應該掛
哪一科。以臺大醫院為例，早療聯合評估系統以小兒精神
科、復健科、小兒神經科三科為中心，無論掛哪一科都可
以，必要時可以多科聯合評估，納入社工、心理、職能治
療、語言治療等，甚或眼科、耳鼻喉科均可視個案狀況來

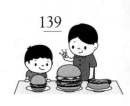

照會。當家屬進入早療評估系統後，以臺北市為例，社會局會安排家庭訪視，提供家庭相關的訓練服務。

臺大醫院兒童心理衛生中心將初診與複診分開。初診名額每半天只限六名，由一名主治醫師及多名住院醫師問診。初診時間大約一小時至一小時三十分。最重要的是問診，包括臨床問診、現場觀察或現場測試，另外也可能會請家長或老師填寫相關問卷。

診斷評估為自閉症的學齡前兒童，經個別門診諮商治療及整體評估後，若醫師認為應接受密集的矯治訓練，而且照顧者也可積極參與協同治療，則可安排進入兒童日間病房。

臺大醫院兒童日間留院服務名額目前限四十名，由四位各有專長的治療師負責。兒童日間病房以行為治療為主，透過遊戲、唱遊、勞作、烹飪等活動，訓練孩子的基礎能力，包括自己吃飯、大小便，懂得簡單語言，能模仿，會聽從指令，可與他人互動，習慣團體生活，能夠安靜坐在位置上等等。

日間病房的治療師專長各有不同，治療目標及訓練內容是根據每一個孩子的個別情況來量身訂作。療程以家庭為單位，要求父母其中一方參與陪伴學習，治療師擔任類

似教練的角色，訓練家長為協同治療師，這種搭配方式的好處在於，家長可以配合家庭環境將治療訓練帶回家繼續執行。

治療自閉症是一條漫漫長路，需要長期追蹤、檢討及討論，每到一個階段必須回到門診追蹤。門診時，醫師或治療師會與家屬討論孩子目前的整體情況，瞭解所採取的治療方式是否妥適，以及如何調整等問題。根據孩子的社會能力、學業表現和職業潛能等，提供適當參考意見。例如孩子明年要讀小學一年級了，大家一起討論各種可能性，評估適合去資源班還是特教班等。

臺大醫院兒童日間病房的平均住院日數約半年到一年，目前已幫助超過上千名學齡前自閉症兒童，個案平均年齡在三歲左右，有高達六成順利進入普通幼稚園繼續學習。

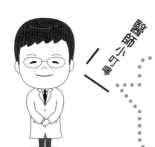

醫師小叮嚀

臺灣的早療系統還算完善，自閉症兒童可在確診後，經醫院轉介至早療系統，接受後續矯治治療的評估與執行。

【第六章】

特殊教育矯治

對於孩子學不會的技巧或行為，
請務必遵守循序漸進或逐漸減退的原則，
尤其要根據個別能力的差異，
耐心陪同重複練習。

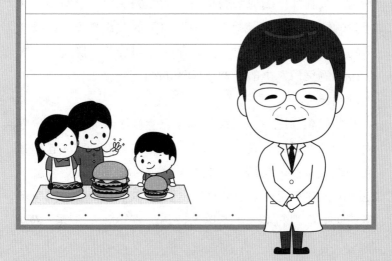

　　幾乎每個人都有這樣的經驗：當我們學習某樣事物時，過程中有許多學習步驟和細節，過一陣子之後，卻完全忘了當初是怎麼學會的。無論是騎腳踏車、走路或買東西，都是建立在學習的經驗上，當這些經驗內化成日常行為的一部份，就可以精益求精，舉一反三。

　　但自閉症兒童的大腦卻無法累積經驗，無法靠理解來學習，必須透過有系統的行為學習策略，才能夠建立基本的生活能力。

　　自閉症的許多特殊行為幾乎都沒有特效藥物可以解決，必須從教育的觀點來瞭解其行為特徵，並從教育矯治的角度來訓練自閉兒學習獨立生活能力。目前沒有單一、絕對的矯治方式可以適用在所有自閉症孩童身上。根據孩子的獨特能力和興趣來設計方案，才是理想的課程設計，然後透過父母、老師及醫療團隊的相互配合，持之以恆的加以訓練。

　　如何讓自閉兒長大後能夠自立生活，維護「身為一個人」的基本尊嚴，是所有自閉症家庭最大的期盼，也是最大的壓力來源。父母終會老去，兄弟姊妹各有人生發展，在社會福利不足的現實條件下，父母多半不希望自閉兒牽絆其他手足們的未來；所以，行為治療的最大目標在協助

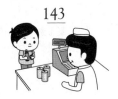

孩子學習及發揮潛能，能夠自理日常食衣住行，在不影響
他人的狀況之下，一個人過好自己的生活。

行為矯治訓練的兩個目標：

建立適當的行為：

　矯治的第一個目標是加強尚未達成的生活行為技能，
如感覺動作、語言理解、溝通表達、概念理解、自我照
顧、人際關係等。

消除不適當的行為：

　一些不恰當的行為，如發脾氣、自我傷害等，這些行
為習慣會干擾到學習和生活，需予以調整或消除。

五個必守原則

　　教育矯治是透過模仿學習來促進自閉兒的認知發展和行為，要先評估孩子的智能和功能程度，根據孩子的強項和弱項，量身訂作符合目標的計畫。

　　訓練計畫必須有足夠彈性，因應孩子的情緒變化，隨時評估孩子的能力，調整應當增進的行為，和應該減少的不良行為。自閉症的教育矯治，有五項原則：

運用學習理論：善用孩子喜歡、有興趣的事物來刺激學習

　　學習理論是教育心理學很重要的一環。操作制約、增強、消除與提示消退法等等，已經證實適用於自閉症兒童的教育矯治。

　　操作制約理論由美國心理學家史金納（B. F. Skinner）博士提出。史金納用白老鼠進行壓桿實驗，先將飢餓的老鼠放進箱子裡面，老鼠肚子餓、想找食物，在箱子裡跑來跑去，不小心觸碰到一個機關，食物瞬間掉出來，從此老鼠知道肚子餓時，只要去碰觸那個機關，就有食物可以吃。得到食物，對老鼠來說，就是一種增強物，食物的誘因促使老鼠做出碰觸機關的動作。　為了誘發自閉症兒童學

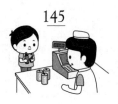

習某一種行為，操作制約的理論強調，當孩子自動做出某
一個行為反應時，立即給予增強物的刺激，使這個行為經
由刺激連結得到強化，經過多次的重複訓練，讓身體有了
記憶，最後學會這個行為動作。

　　日常生活行為大部分屬於操作性，每一個行為與環
境、事件，都有前因後果的關係，可以運用增強原理，訓
練自閉兒建立日常技巧與行為。以訓練洗手為例，每天吃
飯、吃點心之前要洗手，將洗手的行為拆解成有前後關聯
性的連續動作，透過反覆的練習，幫助孩子清楚瞭解如果
想要吃東西，要先洗手，才能夠得到食物，從而建立洗手
的習慣。

　　教導自閉兒學習語言和生活自主能力，是很有挑戰性
的工作，建議先找出孩子喜歡的東西當作增強物，當孩子
說對話、做對動作或回答出正確答案，就可以給予增強物
當作鼓勵，刺激繼續學下去的興趣。

　　一般的增強物如讚美、擁抱或禮物等，對一般或偏差
行為兒童來說也許效果不錯，但是自閉症兒童對此常常反
應冷淡。有一位自閉症小孩超迷會說話的湯瑪士小火車，
爸媽為了讓他能學習開口說話，就要假裝成一台火車跟他
對話，他才願意回答。湯瑪士小火車是這位小朋友的增強

物，具有刺激學習的功能，因此若能以孩子喜歡的東西作
為刺激來展開學習訓練，應該是一個不錯的機會。

　　增強物要簡單清楚，讓兒童可以輕易的瞭解增強物
與正在學習的行為之連結性。可以多個增強物交替使用，
當孩子做出期待中的行為，即立刻給予增強物；每一次有
正確、好的行為反應時，就要鼓勵。在教導的初期，增強
物的使用次數會很高，隨著學習情況進步到某一個階段之
後，增強物的次數要逐次遞減，如此方能鼓勵孩子自主學
習，不再依賴增強物。

　　對於有嚴重語言障礙的自閉症兒童，如何運用「提示
和消除」的教育矯治來建立語言能力，是非常重要的。首
先要評量孩子的語言溝通能力有哪些缺陷，根據長短處來
設計學習計畫，將要學習的事物分解成十分精細的學習步
驟，一個步驟一個動作，用提示法來幫助孩子學習新的行
為，然後慢慢不再提示，讓孩子將已經學會的能力永久保
存下去。

　　訓練語言的初期可用提示法來引導說話，提示方法
包括口語、肢體語言或圖畫。例如「去、來、坐下、站起
來、跑」等簡單指令，搭配「動作」的提示，等到孩子弄
懂語言所表達的意思後，逐漸減少「動作」提示；或是

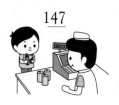

認識水果名稱，可搭配圖片或實物，待孩子學會辨識水果後，逐次減少秀出圖片或實物。

語言技能的學習是逐步漸進的，不可操之過急。為了教孩子說出「媽媽」這個名詞，教上七、八十遍都有可能。建議家長們可以根據孩子所處環境的事物來設計教學內容，如此在日常生活中隨時都有練習的機會。

用圖片搭配實物，幫助孩子更有效學習。

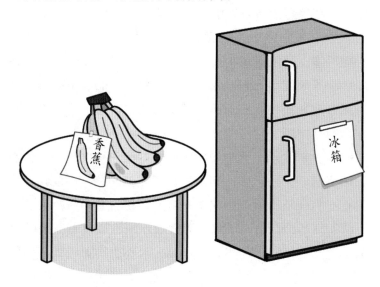

循序漸進或逐漸減退的原則

　　家長必須瞭解，學習的重點在培養基本生活能力，而不是跟著仿說，才不會用錯方法逼迫孩子完成目前還做不到的事情。例如孩子還不會說話，也不懂單字的意義，家長卻拿出他最愛吃的巧克力，非要逼迫他說出「巧克力」三個字，就會弄得孩子大發脾氣，家裡不得安寧。

　　自閉症兒童的發展能力與一般孩童一樣，有其順序性、多元漸進的發展。要學習說話的技巧之前，要先增進孩子的語言理解力，達到一個程度後，才能開始教語言表達。自閉症孩子會有自創語彙的情況，從仿音、仿單字、仿詞中來表達他想要表達的事情，例如想出門玩，卻說「鞋子」；肚子餓了，直接說「炸雞」或「涼麵」；想睡覺，說「熊熊」，因為棉被上有一隻可愛的無尾熊圖案。所以一定要先教會孩子運用正確的語言表達，才能進一步學習對話技巧。

　　在教學之前，務必先分析孩子的能力程度。孩子也需要培養信心，一定要從簡單的學習任務開始，用邏輯性的進程，有條不紊地朝愈來愈複雜的目標前進。對於孩子學不會的技巧或行為，千萬要遵守循序漸進或逐漸減退的原則，尤其要根據個別能力的差異，耐心陪同重複練習。如

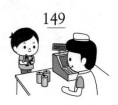

果孩子的發展沒有到達某個程度，不宜強迫他學習超出能力的東西，例如孩子還沒學會跟人打招呼，就不要強迫他去跟人問安道早，這樣可能造成學習挫折，引起反效果，或留下後遺症。教導方法有很多種，最大的原則在根據能力來設計，學習過程則要「由簡到繁，重複練習」，讓孩子加深記憶。

自閉症學生的記憶能力是優於理解力的，視覺的學習也優於聽覺，在教導新的技巧時，要透過示範、模仿、實物、圖片、動作及聲音的提示，當孩子已經很熟悉這個新的技巧之後，就要有計畫性的逐步減少輔助提示動作，反覆練習到最後不再需要提示，仍可正確表現學習到的新技巧行為。

接下來，家長可以採取機會教育，多和孩子對話交談，訓練會話能力；或教孩子洗碗、掃地、整理房間，培養自理能力；多帶孩子到公眾場合，習慣有陌生人的環境，鼓勵他與同年齡的孩子玩遊戲，藉此訓練人際溝通技巧、理解他人的能力，練習與陌生人建立關係，逐步改變固執性行為，打開孤獨的內心世界。

實用的原則

行為治療方式的設計，要依據孩子的年齡以及能力發展的個別情況，符合實用互動的原則，最終目的是教導自閉症兒童長大後可以運用到的能力，包括職業能力。

家長在訓練過程難免想要做好每件事情，請記得，超出孩子能力的教學，對他們來說是相當有壓力的。比較理想的做法，是一次著重在幾個技能就好，在日常生活中，以實物、實境為例子，加強語言、人際關係技巧的學習。如此一來，孩子才能將基本技能組合運用在比較複雜的技能上。

例如利用走在路上遇到熟人的機會，以實際的情境教導打招呼的技巧，如「陳伯伯好、林奶奶好」等；利用飯後及睡前來訓練刷牙，或上完廁所後要如何處理，每組動作都要設計成單一的、可以串聯起來的分解動作，一步一步地教導。

自閉症兒童比較無法掌握抽象思考的部分，不懂得舉一反三，在這方面，可以透過真實的運動與遊戲，讓孩子理解與應用。例如自閉症兒童很難理解為何要遵守交通規則，與其在教室裡教他「紅燈停、綠燈行」、分辨燈號的意義，不如帶他練習過馬路，加強他獨自安全走在人行道

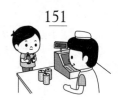

的能力。

　　以青少年自閉症患者而言，如何學習配合老師指示寫作業、搭乘交通工具、打電話、買東西等實際生活技能，最終都要能夠順利應用在生活中才算有效，不然學生可以從第一課背到最後一課，卻無法運用到現實生活，所有教學等於白費。

避免一成不變的學習過程

　　自閉症有固定行為的特性，同樣的方式教了幾次後，行為會固定下來。例如認識「牛奶」，如果只是每天早上拿杯子要他喝牛奶，他只會知道「每天早上起床後的杯子裡」的東西叫做「牛奶」，把「牛奶」跟單一情境連結。所以，應該在不同的場合教他各種不同包裝的牛奶，讓他知道這些不同情境中的牛奶。這種做法可以避免僵化，也是幫助自閉症兒童學習「牛奶」的意思和用途，而予以概念化。

　　矯治訓練的地點不一定只限於教室內，最好也能夠融入校園、家族活動、休閒生活等情境，自由有彈性的變化組合可訓練類化能力，提昇認知程度，例如孩子喜歡走固定路線，可以常變換不同的路線，讓他知道走不同的路一

樣可以到達目的地。

自閉症患者不太能夠把圖片上的物件聯想運用到現實生活中，因此若要教他辨識「動物」，除了用圖卡、手勢等輔助方法外，何不換個活潑生動的方式，帶孩子去動物園實地教學，吸收戶外新鮮空氣，看看可愛的動物，大人小孩都愉快，也達到學習的目的。

家庭參與及學習生活化

家有自閉兒不代表不能過一般的家庭生活，第一步是取得所有家庭成員的共識，家人先釐清自身的錯誤觀念，建立正確的疾病觀念，用合宜的態度與孩子共處。

行為輔導的過程如果缺少家庭團隊的參與，要改變行為並不容易，家人不要因此以為不能擁有自己的生活，你還是可以發展興趣，出外與朋友聚餐，可以有自己的工作目標。重點在於家人之間建立起良好的溝通管道，相互尊重、相互支持，根據角色、能力及興趣分工合作，增進彼此同甘共苦的情誼，營造出快樂的家庭環境，與自閉症孩子一起迎接生活所帶來的挑戰，珍惜每一次得來不易的學習成長。

自閉症患者的學習，最好融合家庭、社區、校園和工

作場所，在孩子最熟悉、感到安全的環境下展開學習，得到的效果最佳。門診追蹤不少接受過教育矯治的自閉症患者，長大成人進入社會後能夠自食其力，這是令人欣喜的消息，也是對於辛苦教育者的最佳回報。

醫師小叮嚀

經由教育矯治五原則的訓練學習，自閉症兒童可以建立正確生活的技巧，並改善僵化的行為。

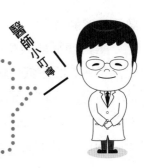

溝通能力的訓練：理解和表達

改善溝通技能往往是父母最在意的一環，自閉兒在五、六歲之前，若能發展出具有溝通效果的語言能力，對於日後發展有極重要的影響。語言發展是相當複雜的過程，自閉兒的語言障礙包括「語言理解」和「語言表達」兩方面。

自閉症兒童在記憶、視覺、拼圖方面的能力通常超過一般兒童，在抽象、理解方面的認知能力，卻有極大的缺陷。例如不少自閉症兒童很愛看電視廣告，記憶力超強，廣告內容或歌曲都能夠倒背如流，但若想進一步討論廣告影片的內容，他們卻說不出來，這是典型無法表達和接收語言的症狀。

語言理解能力

語言理解能力是溝通表達的基礎。訓練的題材要順應孩子熟悉的遊戲、玩具、交通、嗜好等，當孩子在從事某個活動的時候，要配合簡短且清晰的語句，清楚地說給他聽。例如孩子在刷牙，要呼喊孩子的名字，並且告訴他「○○正在刷牙」，用實際動作結合語言，幫助孩子瞭解

刷牙的意思。

　自閉症的語言特徵之一是「代名詞反轉」，把自己稱呼為「你」，而稱呼別人為「我」，這種現象乃因自閉症兒童把別人口中的「你」當作對自己的稱呼，例如媽媽問：「你要喝水嗎？」孩子就回答：「你要喝水」，這顯示出他們無法從別人的角度來看待事物。

　因此，為了教會孩子說「我要喝水」，就不能光是問他「你要喝水嗎？」而是要連回答一起講：「你要喝水嗎？我要喝水。」然後再要求孩子仿說「我要喝水」。

　在理解較長或包含抽象訊息的句子，如指令、說明等，自閉症兒童會遇到困難。如果有人問：「你知道現在幾點了嗎？」一般人會直接回答幾點幾分，但是自閉症者可能只會回答「我知道。」就字句而言，他的回答並沒有錯，但卻不是發問者期待的回應。

　每位孩子的語言功能程度不同，原本已經會的詞彙或句子，若稍微改變一些結構，有些自閉症孩子可能就不懂其中的差異在哪裡。好比前面提到的「迷外星人傳說的青少年」無法理解玩笑話，察覺不到別人正在嘲笑他，加上不會解讀同學的臉部表情、情緒反應和身體語言，聽不懂口語隱藏的譬喻，造成他在社交互動的挫折。

對一個有先天語言障礙的孩子來說，要學會好好用語言表達，理解語言的豐富意涵，絕對是漫長的歷程。有時候父母求好心切、嚴格管教，希望孩子早一點擁有一般孩子的能力，這種做法反而將親子關係弄得緊張無比，孩子看到你就害怕或生氣，拒絕再跟大人對話，又退縮回到自己的小宇宙裡。

語言表達能力

自閉症兒童常常不看人，有時不是不看，而是看的時間非常短暫，如果他不注意你，對他說話是沒有效果的。在練習語言表達能力之前，要先導正眼睛不看人的問題，盡可能讓眼睛對著孩子的視線來對話，順著當下的情況，自然呼喚他的名字，說一些簡單的話，不強求回答，讓他習慣對話的情境。

日常生活中充滿了話題，只是要以孩子關心或喜歡的為主，對話最好在情境中進行，例如洗頭髮的時候，可以告訴孩子洗頭髮的步驟，水若流進耳朵、眼睛時該怎麼辦，洗完頭髮怎麼吹頭髮等等，這些都可以成為主題，先想好要跟孩子說些什麼，也訓練他要怎麼回答。選擇切合情境的話題，才可以獲得比較好的訓練效果。

　　自閉症兒童表達能力比較差，當孩子想要說話時，請耐心聽他把話說完，說不好也不要中斷他，而要把握機會與他對話。當他反覆問同樣的問題，不要不高興，這正是練習有意義對話的時候，大人可以順著問題發展出其他問題，刺激孩子表達的能力；也不要刻意去矯正發音，他用手勢、表情來回答也無妨，重點在孩子有表達的意願，若刻意去矯正錯誤，說不定會抹煞了好不容易培養出來的說話動機。只要孩子肯說，趕快鼓勵，大人只需要用一般的說話方法即可，讓他學習正確發音、語調及語法。

　　語言表達訓練一定要在生活情境中進行，才能夠讓孩子瞭解對話的意義，進而延伸類化，運用到日常生活當中，不是反覆說個十幾二十次硬背下來就可以。不必刻意教學，日常生活中的每一個大小事情都可以成為訓練機會，從中不斷且自然地把想要教導給孩子的東西說給他聽，慢慢地孩子一定會弄懂語言的意義。

人際關係的訓練：自我控制能力

　　自我控制的能力發展，是從一出生就開始在無數次的
互動、觀察和經驗中學習到的。例如看電影大聲說話會惹
來其他觀眾的不滿，經驗讓我們知道不可以大聲說話，因
此學會自我控制。小小孩從小觀察父母的眼色，挨罵遭到
拒絕幾次後，經驗告訴他父母喜歡或不喜歡哪些行為，因
此學會自我控制，不再做出不當舉止。

　　自閉症兒童不太會變通，當發生不適應或令其焦慮不
安等情況，會用一些過分行為來傳達內心的恐懼或不滿。
例如弄亂東西（撕書、丟玩具、敲打等）；發脾氣（哭鬧
大叫、跑跳、打滾等）；自傷行為（咬抓、撞頭等）；攻
擊別人（推、抓、踢打、咬捏人等）。這些行為不是自閉
症兒童獨有的行為，在許多語言、情緒、行為障礙兒童身
上，甚至一般兒童也都看得到，但在自閉症兒童生活中不
僅經常出現，而且處理起來格外費力。

　　要學習控制過分行為，就要學習接受彈性。自閉症兒
童非常固執，常常一點變化都不能接受，這是疾病所造成
的限制，大人們必須充分瞭解這個前提。

　　在教導時，可以有時給孩子選擇，有時不讓孩子選

擇，讓孩子知道「凡事都是可以保持彈性的」。例如孩子
喜歡吃漢堡，不妨讓孩子選擇吃不同的漢堡，學習接受漢
堡種類的變化。教導孩子保有彈性的同時，也要教導他如
何面對意料之外，例如孩子想看某個電視節目，剛好那天
停電，該怎麼辦？當孩子逐漸學會面對不同的選擇，也就
能逐漸學到如何面對突如其來的事情。

　　自閉症兒童容易沉迷在自己喜歡的事情，不理會別人

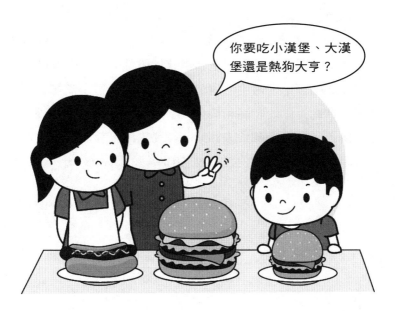

的感受,也難以判讀別人的想法,容易受到同儕的冷漠對待、挑釁和欺負。父母可以教導孩子一些變通的自我保護方式,例如告訴孩子別人可能對你做哪些事情、說哪些話語,可能會引起哪些不舒服的感受,當這些類似情況發生時,可以有哪些因應技巧。

此外,找出容易引起孩子不安的特定情境,例如排隊、過馬路、打針等,可以教導孩子辨別自己身體的訊息,練習深呼吸,或是假想自己正在一個他最喜歡的地方,幫助他放鬆。

自我控制連一般孩子都不容易學會,對自閉症兒童更是難上加難,教導過程是非常有挑戰性的。人際互動是很複雜的過程,日常生活隨時可以適當的練習、安排,增加家人彼此互動的時間和機會,從家庭成員頻繁的接觸開始,讓孩子有更多機會去觀察、認識人的情緒表現,學習用穩定的情緒和態度,與人建立出順暢的溝通模式。

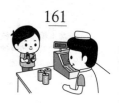

生活自理的訓練：獨立自處技能

　　照顧自閉兒是全年無休二十四小時的工作。一般兒童可以安全獨自在房間、客廳玩耍，自閉症小孩獨處幾秒鐘就可能身陷危險，加上自閉症偶爾會有半夜不眠的症狀，弄得家長疲累不堪。有些媽媽心中會對孩子抱有虧欠，心疼孩子的疾病、想減輕孩子的壓力，過度保護之下，反而讓孩子失去學習獨立生活的機會，最後讓孩子成為父母的終身壓力。

　　訓練孩子的工作若全由一個人負責，也會讓自閉症小孩養成過度倚賴一位照顧者的僵化習慣。家人輪流照顧可以訓練孩子增加彈性變化的經驗，培養與其他家庭成員的感情交流，也讓主要照顧者有喘息的機會。

　　食衣住行等日常行為，是很基本的生活自理能力。這些基本能力很容易變成家人代勞的情況，有些簡單的自理技能如穿衣、洗手、洗臉、洗澡、上廁所、餐具使用等，不妨訓練孩子自己做，家人主動做太多，反而奪走了孩子學習的機會。甚至也可以主動邀請孩子幫忙做一些簡單的家事，例如拿抹布擦桌子，先設計洗抹布、擦桌子會有哪些分解步驟，帶領孩子多做幾次之後，透過模仿就可以學

會幫忙做家事。

生活自理的訓練宜從小開始，務必考量孩子的年齡，是否同年齡孩子也會做類似的事情，或是否符合孩子的發展需求，畢竟不可能期待五歲的小孩幫你洗衣煮飯，但你可以教他如何分辨顏色，如何將衣服分類。

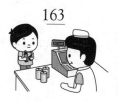

學校生活的適應：
選擇普通班還是特教班？

小泉的故事

　　七歲的小泉在學校是個乖寶寶，非常服從老師的指令。上課時不願意坐在自己的位置上，總是安靜的坐在教室一角，玩手、玩腳或玩口水。主動參與的意願很低，下課也不會跟其他小朋友說話、玩遊戲。

　　進入小學的小泉應該進入特教體系，但媽媽擔心他一旦進入特教班，與一群能力低落的孩子在一起，會失去足夠的學習刺激，能力將停滯或退化，以後也不再有機會轉入普通班了。

　　媽媽幾度掙扎，明知道應該站在孩子的立場，不要在意班級名稱、不要在乎面子，儘管心裡也清楚的知道孩子的能力到了某一個年級後就升不上去了，但她仍堅持不要孩子太早進入特教班。於是能拖一天就拖一天，先把孩子留在普通班，成績最後一名也沒關係，她可以陪伴學習，在後面支撐著。等到真的不行了，再把孩子送到特教系統也不遲。

　　後來小泉的情況嚴重，需要介入幫忙，在特教專家

的協助下，以專案方式在學期中轉入特教班。而特教班的模式確實比較適合小泉，漸漸的小泉有了一點點的進步。媽媽覺得很欣慰，體認到要配合孩子的能力來選擇學習環境，孩子念特教班不但不會變得更糟，反而更適合。

小泉媽媽這一路走來有很深感觸：「父母應該站在孩子立場，擺脫學歷的空泛包袱，最重要的是孩子的需求，孩子終將面臨只有他自己一個人的時候。我們希望他二十、三十、四十歲時擁有哪些能力？從這個角度來思考，才能從孩子的基本需求出發而選擇。」

所有進入早療系統的自閉症兒童，在升小學之前，根據特殊教育法規定，要經過各縣市教育局鑑安輔（鑑定、安置、輔導）作業評估，決定進入普通班或是特教班就讀。專家的安置決策不代表永久不可更動，入學後，校方可以隨時針對個案情況來調整。

等待鑑安輔作業的過程或許是一段煎熬，父母親會產生很多複雜的想法，擔心孩子的能力到底有多差？適不適合讀普通班？如果孩子被裁定進入特教班，心情必然是不好受。孩子送去早療這麼多年，能力還是差到不得不去特教班，這是父母常要面對的痛苦感受。

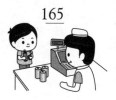

　　基本上，父母還是應該考慮孩子到底在哪一個環境下比較容易學習適應，如果幾乎無法在團體中與人互動溝通，讓孩子進入普通班，其實也得不到正向幫助，不如進入特教系統，特教班可能是一位老師照顧三位小朋友，可以根據個別能力來教導帶領。

　　反過來說，有的孩子學習能力雖然沒有很好，依舊選擇進入普通班，希望加強刺激人際發展、團體互動的部分，那麼家長必須設定另一套適合孩子的學習標準和進度，不需要勉強跟上全班同學。

　　如前面章節所述，屬於中高功能的自閉症兒童還是占大多數，現況是大部分的自閉症兒童都是進入普通班兼上資源教學，進入特教班反而比較少。在大臺北地區，低年級階段幾乎是納入普通班，除非口語能力非常差、完全無法跟人互動才會進入特教班。

　　臨床上，我常碰到家長詢問如何選擇適合的學校？我的建議是，提早一年準備。早療階段會碰到相關領域的專家，家長們也會互相交換有用資訊，並且瞭解學區內的學校或心目中理想的學校，主動與老師、校長或資源班老師聊一聊，或許可以早一點找到好老師，或是拜託老師給予入學後的協助。這對即將進入普通班的孩子來說，是很關

鍵的。

　　隨著年級不同，學校的要求也會不同。低年級生淘氣地跑來跑去，老師可能不在意，到了中年級可能就會被要

自閉兒的就學評鑑：鑑安輔作業

　　特殊教育法規定，自閉症兒童就學要經過鑑定、安置、輔導三個作業流程，簡稱「鑑安輔」。各縣市教育局都設置有鑑安輔委員會，學校也有委員會協助評鑑評估。鑑安輔委員會每年定期召開二到三次會議，評鑑該縣市內所有個案，也會針對緊急個案召開臨時委員會。

　　鑑定工作包括蒐集醫療資料、做評估等，彙整後送至鑑定委員評鑑。鑑定委員包括特殊教育專家、醫師、家長代表等。

　　鑑定完成後，進行安置作業。安置主要在決定個案應該進入何種環境就讀，例如普通班或特教班，或是入普通班並接受分散式資源輔助教育。資源教室不同於平常班的教學，可以一對一，或一對少數，針對個別需求

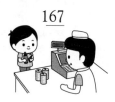

求要坐好。通常在換班、換老師的階段，最容易出狀況。每個小孩的問題都不同，孩子會長大、改變，環境要求也會不一樣，每隔一段時間應重新檢討孩子會碰到的問題，

及能力來制定教學進度。例如三年級某學生的國語程度只有一年級，無法在原班念，因此國語課就要去資源班上課。

　　資源班不光只有課業輔助，高功能自閉症小孩問題多在社交人際溝通，學校就會開設社交方面的訓練課程。至於特教班則不是每個學校都有，有可能需跨學區就讀。

　　學齡前進入早療系統的自閉症兒童，均有申請殘障手冊或重大傷病卡，戶政單位登記在案，在念大班、進小學之前，學區就會通知父母申請鑑安輔作業。除了準備相關文件，父母也要填志願，希望進入普通班、資源班還是特教班，有些父母親對自己孩子有信心，堅持上普通班，也沒有關係，鑑安輔委員會做出專業的審核評估，有需要時家長亦可當面溝通討論。

需要什麼樣的協助，這些必須由家長與級任老師、特教老師或醫師、治療師持續討論。

　　與學校方面的配合，最重要在充分溝通，瞭解彼此在不同環境下會遇到的問題。當然也會碰到父母和學校各說各話的，爸媽會說這些事情在家裡都沒有出現，為什麼在學校就有這麼多問題，反過來，學校也會有類似的疑惑。事實上，在學校與在家裡是不同的，孩子必然會有不同表現和行為，對媽媽和對老師的態度就是不同，校方、老師和家長都需要體諒對方，互相交換意見，一起面對自閉兒的問題。

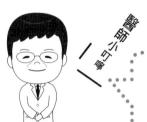

馬大夫小叮嚀

對自閉症患者而言，所有訓練與學習的最終目標，就是可以獨立自處，更適應社會、生活得更快樂！

【結語】

相伴同行共勉之

　　記得在臺大兒童心理衛生中心擔任主治醫師一陣子後，有一天宋維村醫師把我叫過去，問我對於兒童青少年精神醫學領域內哪一部分比較有興趣，吞吞吐吐回答了幾句剛入行幾年的經驗及心得，宋醫師就以相當正式慎重的口吻說：「你就好好往自閉症方面下功夫吧！」不久，在美國專長自閉症研究的蔡逸周教授來訪，宋醫師很正式向他宣佈說我要走自閉症這條路了！兩位老師又是拍肩又是握手，一副承先啟後克紹箕裘的態勢，弄得我坐立難安。當時不知天高地厚，一方面高興可以好好多花點時間跟老師學一學，另一方面心中也有點納悶：「有這麼嚴重嗎？講起來好像入幫派似的！」

　　這大概是十五年前的事了，萬萬沒料到的是，直到現在自閉症仍舊是我工作的重心所在，而且至今還是覺得永遠學不完，很多事情還不夠清楚，想到兩位老師依舊仰之

　　彌高、鑽之彌堅。尤其在看完門診後，靜下來想一想自己剛看過的孩子家長以及看診時的討論對話，雖然有些耗盡心力之後的一點滿足感，但總是覺得自己腦子裡、手頭上現有的、可用的，實在難以令人完全滿意。

　　這本小書的內容其實就是我的這段經驗，與其說是我想對孩子、家長、老師及社會說的話、教的事，還不如說是一路走來與他們相遇相處相知、相伴同行共勉的學習心得。謝謝你們，我們繼續加油！

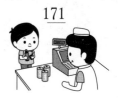

【附錄一】

社會福利資源及網站

- **內政部社會司** http://ww.moi.gov.tw/dsa/
  查詢身心障礙者相關的政策與福利
- **各縣市社會局網站**
  身心障礙者服務的單元，可為子女申請社會福利
- **身心障礙e能網** http://www.enable.org.tw/
  提供身心障礙人士各項資源查詢
- **身心障礙者就業開門網** http://opendoor.evta.gov.tw/
- **教育部特教通報網** http://www.set.edu.tw/frame.asp
  特教通報系統可查詢各縣市辦理特殊教育之學校、班級設置情形、
  特教學生及教師概況
- **身心障礙學生職業教育資源網站** http://www.cter.edu.tw/
- **國民健康局健康九九衛生教育網** http://media.bhp.doh.gov.tw/default.aspx
- **教育部特殊教育工作小組** http://www.edu.tw/special/
- **臺北市早期療育綜合服務網** http://www.eirrc.taipei.gov.tw/
- **中華民國自閉症總會** http://www.autism.org.tw
- **中華民國自閉症基金會** http://www.fact.org.tw

【附錄二】

延伸閱讀

- 《我看世界的方法跟你不一樣：給自閉症家庭的實用指南》（2012），天寶·葛蘭汀（Temple Grandin），心靈工坊。
- 《星星的孩子：自閉天才的圖像思考》（2012），天寶·葛蘭汀（Temple Grandin），心靈工坊。
- 《藍色小孩》（2010），亨利·柏修（Henry Bauchau），心靈工坊。
- 《我的筆衣罐：一個肯納青年的繪畫課》（2009），劉俊余、陳素秋，心靈工坊。
- 《破牆而出：我與自閉症、亞斯伯格症共處的日子》（2008），史帝芬·蕭爾（Stephen Shore），心靈工坊。
- 《肯納園：一個愛與夢想的故事》（2006），瞿欣怡，心靈工坊。
- 《自閉症檢核手冊：家長與教師實用指南》（2011），Paula Kluth、John Shouse，心理出版社。
- 《會說話的虎尾蘭》（2011），蔡松益，商周。
- 《兒童人際發展活動手冊：以遊戲帶動亞斯伯格症、自閉症、PDD及NLD孩童的社交與情緒成長》（2010），史提芬·葛斯丁、瑞雪兒·雪利（Steven Gutstein & Rachelle Sheely），智園。
- 《解開人際關係之謎：啟動自閉症、亞斯伯格症社交與情緒成長的革命性療法》（2010），史提芬·葛斯丁（Steven. Gutstein），智園。

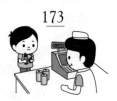

- 《特殊兒教養寶典（上）、（下）》（2010），
  史坦利·葛林斯班、塞麗娜·薇德、羅賓·西門絲（Stanley Greenspan, Serena Wieder, Robin Simons），智園。
- 《我與我的星兒寶貝》（2009），珍妮·麥卡錫（Jenny McCarthy），新手父母。
- 《奇蹟的孩子》（2008），波西亞·艾佛森（Portia Iversen），時報出版。
- 《星星小王子：來自亞斯伯格星球的小孩》（2009），肯尼斯·霍爾（Kenneth Hall），智園。
- 《有效提升孩子溝通力（圖解自閉症）》（2009），佐佐木正美，新手父母。
- 《星期三是藍色的》（2008），丹尼爾·譚米特（Daniel Tammet），天下文化。
- 《火星上的人類學家》（2008），奧立佛·薩克斯（Oliver Sacks），天下文化。
- 《我兒惠尼》（2005），雪莉·佛羅倫斯、瑪琳·嘉薩尼加（Cheri Florance、Marin Gazzaniga），張老師文化。
- 《自閉症兒童社會情緒技能訓練》（2003），楊貴芬等，心理。
- 《自閉症者家長實戰手冊—危機處理指南》（2003），艾瑞克·蕭卜勒（Eric Schopler），心理。
- 《上帝的寶石：天才自閉兒》（2002），宋芳綺、謝璦竹，天下文化。
- 《陪孩子面對障礙—與自閉症共舞》（2000），濱田壽美男，成陽。

臺大醫師到我家・精神健康系列
星星小孩，擁抱陽光：幫助自閉兒快樂成長
Understanding Children with Autism
作　者—蔡文哲（Wen-Che Tsai）

總 策 劃—高淑芬
主　編—王浩威、陳錫中
合作單位—國立臺灣大學醫學院附設醫院精神醫學部
贊助單位—財團法人華人心理治療研究發展基金會

出 版 者—心靈工坊文化事業股份有限公司
發 行 人—王浩威　　　總 編 輯—徐嘉俊
企劃總監—莊慧秋　　　主　　編—周旻君
文字整理—修淑芬　　　特約編輯—王祿容
美術編輯—黃玉敏　　　內頁插畫—史恩熊

通訊地址— 106 台北市信義路四段53巷8號2樓
郵政劃撥— 19546215　　戶名—心靈工坊文化事業股份有限公司
電話— 02）2702-9186　　傳真— 02）2702-9286
Email— service@psygarden.com.tw
網址— www.psygarden.com.tw

製版・印刷—彩峰造藝印像股份有限公司
總經銷—大和書報圖書股份有限公司
電話— 02）8990-2588　　傳真— 02）2290-1658
通訊地址— 248新北市新莊區五工五路2號（五股工業區）
初版一刷— 2013年9月　初版四刷— 2022年1月
ISBN— 978-986-6112-82-9　定價— 240元

國家圖書館出版品預行編目（CIP）資料

星星小孩，擁抱陽光：幫助自閉症兒快樂成長／蔡文哲作. -- 初版.
-- 臺北市：心靈工坊文化，2013.09
　面；公分（MentalHealth；02）（臺大醫師到我家，精神健康系列）
　ISBN 978-986-6112-82-9（平裝）

1. 自閉症　2. 特殊教育

415.988　　　　　　　　　　　　　　　　　　102015601

心靈工坊 書香家族 讀友卡

感謝您購買心靈工坊的叢書，為了加強對您的服務，請您詳填本卡，
直接投入郵筒（免貼郵票）或傳真，我們會珍視您的意見，
並提供您最新的活動訊息，共同以書會友，追求身心靈的創意與成長。

書系編號一MH 002　　書名一星星小孩，擁抱陽光：幫助自閉兒快樂成長

姓名＿＿＿＿＿＿＿＿　　是否已加入書香家族？ □是　 □現在加入

電話（O）＿＿＿＿＿　（H）＿＿＿＿　手機＿＿＿＿＿

E-mail＿＿＿＿＿＿＿＿＿＿　生日　年　　月　　日

地址 □□□＿＿＿＿＿＿＿＿＿＿＿＿＿＿＿

服務機構（就讀學校）＿＿＿＿＿　職稱（系所）＿＿＿＿

您的性別一□ 1. 女 □ 2. 男 □ 3. 其他

婚姻狀況一□ 1. 未婚□ 2. 已婚□ 3. 離婚□ 4. 不婚□ 5. 同志□ 6. 喪偶
□ 7. 分居

請問您如何得知這本書？
□ 1. 書店 □ 2. 報章雜誌 □ 3. 廣播電視 □ 4. 親友推介 □ 5. 心靈工坊書訊
□ 6. 廣告 DM □ 7. 心靈工坊網站 □ 8. 其他網路媒體 □ 9. 其他

您購買本書的方式？
□ 1. 書店 □ 2. 劃撥郵購 □ 3. 團體訂購 □ 4. 網路訂購 □ 5. 其他

您對本書的意見？
封面設計　　　　□ 1. 須再改進 □ 2. 尚可 □ 3. 滿意 □ 4. 非常滿意
版面編排　　　　□ 1. 須再改進 □ 2. 尚可 □ 3. 滿意 □ 4. 非常滿意
內容　　　　　　□ 1. 須再改進 □ 2. 尚可 □ 3. 滿意 □ 4. 非常滿意
文筆／翻譯　　　□ 1. 須再改進 □ 2. 尚可 □ 3. 滿意 □ 4. 非常滿意
價格　　　　　　□ 1. 須再改進 □ 2. 尚可 □ 3. 滿意 □ 4. 非常滿意

您對我們有何建議？

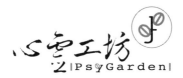

10684 台北市信義路四段 53 巷 8 號 2 樓
讀者服務組　收

免　貼　郵　票　　　　　　（對折線）

加入心靈工坊書香家族會員
共享知識的盛宴，成長的喜悅

請寄回這張回函卡（免貼郵票），
您就成為心靈工坊的書香家族會員，您將可以——

隨時收到新書出版和活動訊息
獲得各項回饋和優惠方案